4

Ein Wort zuvor

Umfragen zufolge bevorzugen 80,9 Prozent der Bevölkerung die Naturmedizin als Primärmedizin, 91,8 Prozent versprechen sich sogar eine bessere Wirksamkeit und weniger Nebenwirkungen. Das ist nicht verwunderlich, denn gerade die chronischen Erkrankungen mit oft dauerhafter medikamentöser Therapie spielen heute eine übergeordnete Rolle. Oft wird den Kranken, darunter viele junge Menschen, wenig Hoffnung auf Heilung oder Linderung gemacht, etwa bei rheumatischen Erkrankungen, Allergien oder entzündlichen Darmerkrankungen. Mit naturheilkundlichen und zur Schulmedizin komplementären Verfahren lässt sich aber immens viel hin zur Besserung bewerkstelligen. Mit Blick auf die Schüßler-Salze möchte ich Sie ermuntern, deren Heilpotenzial zu nutzen! Die Salze beschleunigen den Heilungsprozess und können dazu beitragen, die einzunehmende Menge der schulmedizinischen Medikamente zu reduzieren und die Nebenwirkungen der Allopathie abzuschwächen. In diesem Kompass geht es primär darum, mit Schüßler-Salzen und anderen Naturheilmethoden die schulmedizinische Therapie zu unterstützen. Und da gibt es keine Einschränkungen! Außerdem lassen sich durch die komplementäre Therapie Organbelastungen minimieren. Das ist wichtig, denn es gibt nur wenige Medikamente, die keine Nebenwirkung entfalten – heute verharmlosend »unerwünschte Wirkungen« genannt. Trotz des weniger negativ klingenden Namens sind die schädlichen Auswirkungen auf den Organismus die gleichen geblieben. Umso mehr ist eine naturheilkundliche Begleitung wichtig. So lassen sich beispielsweise bei der Zuckerkrankheit selten die oft lebenserhaltenden Medikamente absetzen. Dennoch können Schüßler-Salze auf natürlichem Wege dazu beitragen, dass Sie sich trotz Ihrer Krankheit besser fühlen. Betrachten Sie die vielen Behandlungsvorschläge in diesem Buch als eine Chance! Chronische Krankheiten müssen kein lebenslanges Schicksal sein.

Günther H. Heepen

Schüßler-Salze bei chronischen Beschwerden

Die Behandlung mit den Mineralsalzen nach Dr. Schüßler ist kein Buch mit sieben Siegeln. Innerhalb kurzer Zeit lernen Sie, wie Sie die Salze optimal für sich bei chronischen Beschwerden zur Unterstützung der ärztlich verordneten Medikamente, aber auch bei Alltagsbeschwerden einsetzen können.

WAS SIND CHRONISCHE BESCHWERDEN? Im Gegensatz zu akuten Beschwerden, die plötzlich auftreten, oft heftig verlaufen und schnell wieder abklingen, entwickeln sich chronische Beschwerden langsam oder schleichend und dauern länger als drei Monate an. Zu chronischen Krankheiten zählen zum Beispiel rheumatische Erkrankungen, Herz- und Gefäßerkrankungen wie Herzschwäche oder Verstopfung. Häufig werden akute Beschwerden chronisch, wenn keine rechtzeitige Behandlung erfolgt, die Selbstheilungskraft geschwächt ist oder Organe und Gewebe nicht mehr adäquat funktionieren. Chronische Krankheiten sind die Domäne der Naturheilkunde. Bei der Behandlung ist es wichtig, Heilungsblockaden und -stagnationen zu durchbrechen und zu lösen. So können kranke Organe und Gewebe aktiviert und chronische Beschwerden ausgeheilt oder zumindest deutlich gebessert werden. Der Vorteil der Schüßler-Salze ist, dass sie zusätzlich zu ärztlich verordneten Medikamenten eingenommen werden können. Zusammen mit anderen unterstützenden Maßnahmen ergeben sich hervorragende Chancen bei chronischen Beschwerden.

WARUM DIE VORLIEGENDE AUSWAHL AN KRANKHEITEN? Heute zählt man Hunderte von Krankheiten zu den chronischen Beschwerden. Manche kommen sehr häufig vor, andere seltener. Der Vorteil dieses Buches ist, dass Sie hier auch Beschwerden finden, die selten in Schüßler-Salz-Büchern erwähnt werden, die aber dennoch sehr gut auf Schüßler-Salze und unterstützende Möglichkeiten ansprechen. Ich habe für Sie eine Auswahl wesentlicher und in der Häufigkeit zunehmender

Beschwerden getroffen und möchte Ihnen so Hoffnung auf Heilung oder Linderung machen, auch wenn Sie in der Literatur selten darüber im Zusammenhang mit natürlichen Methoden lesen.

Die Biochemie nach Dr. Schüßler

Die Biochemie nach Dr. Schüßler, heute meist als Schüßler-Salz-Therapie bezeichnet, ist ein über 130 Jahre altes Heilverfahren, das über die Zufuhr von Mineralstoffen und die Regulierung der Mineralstoffe im Körper heilend und stärkend wirkt. Dr. Wilhelm Heinrich Schüßler (1821–1898, ab Seite 12) wählte den Begriff »Biochemie« (von bios = Leben und Chemie = die Wissenschaft der Elemente) deshalb, weil er damit die durch Mineralstoffe beeinflusste Körperchemie zum Ausdruck bringen wollte. Er hatte nämlich entdeckt, dass stark verdünnte Salze mehr bewirken als die üblichen mit der Nahrung oder als Nahrungsergänzung zugeführten Mineralstoffe. Die subtile Wirkung entfaltet sich im Bereich jeder einzelnen Zelle. Aus Zellen wiederum sind Gewebe und aus Geweben unsere Organe aufgebaut. Ohne Mineralstoffe und Spurenelemente könnten wir nicht leben. Und auch unsere Körpersubstanz besteht aus ihnen: Neben den Elementen Kohlenstoff, Wasserstoff, Sauerstoff und Stickstoff kommen Schwefel, Phosphor, Kalium, Kalzium und Magnesium vor. Ist ein Organ krank, so die Entdeckung des berühmten Pathologen und Arztes Prof. Rudolf Virchow (1821–1902), dann sind auch die winzigen Zellen im Körper krank. Dr. Schüßler ging jedoch einen Schritt weiter und postulierte, dass Krankheit und Gesundheit auf einer Störung des Salzgleichgewichts in den Zellen beruhen. Über 130 Jahre nach seiner Entdeckung wird Dr. Schüßler von der Wissenschaft mehr und mehr bestätigt.

Was sind Schüßler-Salze?

Schüßler-Salze sind Mineralstoffe, die nach dem homöopathischen Prinzip zerkleinert wurden. Interessant dabei ist, dass alle diese Mineralstoffe natürlich im Körper vorkommen und an lebenswichtigen Aufgaben beteiligt sind. Sie ermöglichen beispielsweise Verdauung und Ausscheidung, regulieren die

Spannung in den Blutgefäßen und spielen bei der lebenswichtigen Abwehr von Krankheiten eine Rolle. Das bedeutet, dass Stoffwechsel, Atmung und der Aufbau von Muskeln und Knochen ohne die Salze nicht möglich wären. An diesem Satz erkennen Sie schon, dass die Salze zwei Aufgaben haben: Einerseits ermöglichen sie den Betrieb unseres komplizierten Organismus (= Betriebsstoff), andererseits helfen sie dabei, Gewebe und Organe aufzubauen (= Baustoff).

Schüßler-Salze fördern Entwicklung und Wachstum

Aus diesen beiden Funktionen ersehen Sie die Wirkung der Salze: Sie fördern das Wachstum, die Entwicklung und Regeneration nach Krankheiten. Und sie sind eifrige Helfer bei allen natürlich ablaufenden Prozessen wie Verdauung, Stoffwechsel, Sekretion, Durchblutung und Ausscheidung. Und genau hier bewirken sie noch ein Vielfaches mehr: Sie wirken heilend, wenn Funktionen krankheitsbedingt stagnieren und so plötzlich Beschwerden entstehen. Ist der Knochenaufbau beispielsweise gestört, kommt es zum Knochenschwund, zur Osteoporose. Oder ist die Schleimsekretion nicht intakt, kommt es zu trockenen Augen, tränenden Augen oder Stuhlverstopfung. Schüßler-Salze regulieren also dort, wo es notwendig ist. Oder anders ausgedrückt, Schüßler-Salze »wenden die Not«. Was nicht intakt war, wird wieder intakt.

Wie die Schüßler-Salze wirken

Mit folgenden Beispielen möchte ich Ihnen zeigen, dass die Natur selbst bei hartnäckigen Erkrankungen über Möglichkeiten verfügt, Heilmechanismen wieder in Gang zu bringen.

› **Tinnitus und quälende Schlaflosigkeit:** Als erstes Beispiel möchte ich eine Patientengeschichte nennen. Ein 58-jähriger Mann kam zu mir in die Praxis mit schwerstem Tinnitus (Ohrgeräusche), Kopfschmerzen, Muskelhartspann und Schlaflosigkeit. Er erzählte, dass er sich mit dem Tinnitus abgefunden habe, das Schlimme für ihn sei die Schlaflosigkeit. Wenn er aufgrund der Ohrgeräusche zwei, maximal drei Stunden Schlaf finde, gehe es einigermaßen. Dennoch fühle er sich tagsüber entkräftet, ausgelaugt und nervlich am Ende. Die Schüßler-Salze Nr. 5 Kalium phosphoricum D6, morgens als

»Heiße Sieben« (Seite 18) zubereitet, und abends die Nr. 7 Magnesium phosphoricum D6, ebenso eingenommen, regulierten zusammen mit ansteigenden Fußbädern das Schlaf-Wach-Verhalten. Mit einer Behandlung der Halswirbelsäule und Laserbestrahlung der Ohren minimierte sich in den darauf folgenden Wochen auch der Tinnitus. Dadurch stellte sich ein ganz neues Lebensgefühl ein – schulmedizinisch hatte man ihm nach vielen Arztbesuchen gesagt, dass er mit den Beschwerden leben müsse.

› **Rheumatoide Arthritis:** Ein weiteres Beispiel handelt von einer 54-jährigen Frau, bei der sich plötzlich eine rheumatoide Arthritis entwickelte. Trotz starker Medikamente wie Kortison, einem in der Tumortherapie eingesetzten Präparat und Schmerzmitteln verschlechterte sich ihr Zustand immens. Sie kam in die Praxis und wollte eigentlich nur etwas verordnet bekommen, das die Nebenwirkungen der Medikamente auffängt. Mit Schüßler-Salzen, natürlichen Enzymen, Bioinformativer Therapie und einer spagyrischen Eigenurin- und Eigenbluttherapie erreichte sie im Lauf eines halben Jahres völlige Beschwerdefreiheit, sehr zum Erstaunen des Orthopäden.

Übrigens empfehle ich meinen Patienten niemals, schulmedizinisch verordnete Präparate abzusetzen. Doch wenn sich der Zustand bessert, rate ich ihnen, mit ihrem Arzt die weitere Medikation zu besprechen. Und das möchte ich auch Ihnen mit auf den Weg geben. Nutzen Sie die hier vorgestellten Salze und Naturheilverfahren für sich und nehmen Sie sie begleitend zu Ihrer bestehenden Medikation ein. Wenn sich Ihr Zustand bessert, sprechen Sie mit Ihrem Arzt darüber, welches der verordneten Präparate eventuell ausgeschlichen werden kann. Sollte dies nicht möglich sein, dann nehmen Sie die Schüßler-Salze weiterhin ein, um generell stärkend auf Ihre Organe einzuwirken.

So werden Schüßler-Salze hergestellt

Die Herstellung der Schüßler-Salze erfolgt heute noch genauso, wie es Dr. Schüßler selbst festgelegt hat: nach dem homöopathischen Prinzip. Die Homöopathie ist wie die Schüßler-Salz-Therapie ebenfalls ein Naturheilverfahren, das der deutsche

Arzt Samuel Hahnemann (1755–1843) entdeckte. Dabei werden die Heilmittel fein zerkleinert und verrieben oder in Alkohol gelöst. Die auf diese Weise entstandene Ursubstanz wird anschließend schrittweise verdünnt.

Buchstabe und Zahl hinter dem Namen eines homöopathischen und biochemischen Mittels geben den Verdünnungsgrad mit der Ursubstanz, in unserem Fall dem Salz, an. Das »D« bedeutet Dezimal – es wurde in Zehnerschritten verdünnt. Das heißt, man nimmt einen Teil der Ursubstanz und neun Teile eines Verdünnungsstoffes. Bei festen Stoffen wie den Salzen ist das Verdünnungsmittel Milchzucker. Schüßler entdeckte, dass bei allen Salzen die D6-Verdünnung am besten wirkt – bei drei Salzen, die aufgrund ihrer Struktur schwerer löslich sind, entschied er sich für die höhere, die D12-Verdünnung. »Alle in Wasser unlöslichen Stoffe müssen bis auf mindestens die sechste Stufe der dezimalen Verdünnungs-Skala gebracht werden; die in Wasser löslichen können auch in niedrigeren Verdünnungen durch die Epithelzellen (= Schleimhautzellen der Mundschleimhaut) treten.«

Biochemie ist nicht gleich Homöopathie

Dr. Schüßler hatte sich schon zu seinen Lebzeiten stark von der Homöopathie abgegrenzt. Er schrieb, dass er seine Salze nach physiologischen Gesichtspunkten auswähle. Mit anderen Worten, er hat sich bei jeder Beschwerde gefragt: Welcher Mechanismus ist im Körper gestört, damit diese auftritt? Tränende Augen beispielsweise sind nach Schüßler Ausdruck einer Störung in der Feuchtigkeitsregulation. Diese wiederum wird von Natrium chloratum, dem Schüßler-Salz Nr. 8, beeinflusst. Gab Dr. Schüßler seinen Patienten dieses Salz, verschwanden die Beschwerden. Das Besondere an Dr. Schüßler ist, dass er präzise die Krankheitsäußerungen seiner Patienten beobachtete und mit den Wirkungen der Salze im Körper verglich. Nur so konnte er herausfinden, welches Salz bei den jeweiligen Beschwerden half.

Wer war Dr. Schüßler?

Wilhelm Heinrich Schüßler kam am 21. August 1821 (gestorben am 30. März 1898) in Bad Zwischenahn im norddeutschen Ammerland zur Welt. Er war ein hochbegabter Schüler, der sich schon früh mit dem Heilverfahren der Homöopathie beschäftigte. Er war außerdem ein Sprachgenie und beherrschte sechs Fremdsprachen einschließlich des Sanskrits fließend. Einer überlieferten Anekdote zufolge fuhr er nach Paris, um sein Medizinstudium aufzunehmen. Während der Fahrt brachte er sich selbst die französische Sprache bei. Als die Postkutsche schließlich die französische Hauptstadt erreichte, stieg er aus und erkundigte sich in der Landessprache nach einer Unterkunft.

Bevor er sein Medizinstudium aufnehmen konnte, vergingen indes noch einige Jahre. Um den Unterhalt der Familie mit zu sichern, gab er anfangs Sprachunterricht. Später nahm er eine Stelle als Ratsschreiber der Stadt Oldenburg an, die er bis zum Beginn seines Medizinstudiums behielt. Nach weiteren Semestern in Gießen, Berlin und Prag promovierte er schließlich als Doktor der Medizin und legte sein medizinisches Staatsexamen ab. Er eröffnete mit 37 Jahren in Oldenburg seine erste Praxis. Immer noch von der Homöopathie Hahnemanns begeistert, war er schließlich der erste Arzt, der im Großherzogtum Oldenburg die Homöopathie als Alternative zur Schulmedizin anbot. Den Ärztekollegen war er damit allerdings ein Dorn im Auge, denn sie taten die Homöopathie als Scharlatanerie ab. Schon bald kritisierte er indes auch selbst das Heilverfahren Hahnemanns und suchte nach einer in sich logischen Methode.

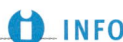 **INFO**

Im Jahr 2007 veröffentlichte der italienische Neurowissenschaftler Fabrizio Benedetti eine Studie, aufgrund derer er zu dem Schluss kam, dass eine verdünnte Salzlösung Schmerzen lindern kann. Die Wirkung beruht darauf, dass die Morphinrezeptoren im Gehirn (an diese docken Morphine an und lösen so die schmerzstillende Wirkung aus) auch Kochsalzmoleküle andocken lassen und so ebenfalls Schmerzen reduziert werden. Warum dies funktioniert, kann bisher nicht erklärt werden. Aus Sicht der Schüßler-Salz-Therapie ist es eine interessante Entdeckung, vor allem weil Dr. Schüßler selbst das Kochsalz (Nr. 8 Natrium chloratum) in Zusammenhang mit Trigeminusneuralgie und Zahnschmerzen erwähnt hat.

Moleschotts Entdeckungen faszinieren Schüßler

Zu Beginn der 1870er-Jahre stieß Schüßler auf die Forschungs-
ergebnisse des niederländischen Physiologie-Professors Jacob
Moleschott (1822–1893). Dieser hatte entdeckt, dass an Be-
triebs- und Bauprozessen im Körper Mineralstoffe in beträcht-
lichem Maß beteiligt sind. Er führte aus, dass sie Gewebsbildner,
Zellbildner, Energieträger und stoffwechselaktive Substanzen
zugleich sind. Sie helfen dabei, organische Substanzen zu zer-
setzen, und fördern Entgiftungsprozesse.
Schüßler war inzwischen wegen der Vielzahl von Arzneimitteln
mit der Homöopathie unzufrieden. Als er die Untersuchungen
Moleschotts las, hatte er folgende Überlegung: Wenn der Patho-
loge Prof. Rudolf Virchow, der die Zelle als Ursache von Krankheiten ansah, und Moleschott, der überall im Körper Mineralstoffe nachweisen konnte, Recht haben, muss eine zellgerechte
Mineralstoff-Therapie die Lösung für viele Krankheiten sein.
Daraufhin gab er seinen chronisch kranken Patienten Mineral-
salze, die er von einem Apotheker nach der homöopathischen
Methode zerkleinern ließ. Und nun geschah Folgendes: Seine
Patienten waren plötzlich beschwerdefrei! Eine neue Behand-
lungsmethode war geboren. Im Lauf der Jahre erforschte Dr.
Schüßler die Wirkung weiterer Mineralstoffe, die Moleschott im
menschlichen Körper nachgewiesen hatte. So konnte er schließ-
lich nach und nach sein Heilsystem auf zwölf Salze ausbauen.

Dr. Schüßlers Theorie zur Krankheitsentstehung

Als Ursache für das Entstehen von Krankheiten nahm Schüßler
einen krankhaften (pathogenen) Reiz an. Solche Reize sind Verletzungen, Irritationen durch Krankheitserreger, thermische,
mechanische, chemische und Gefühls-Einflüsse auf den Menschen. Durch pathogene Reize wird die Zelle »starr« und kann
Stoffwechselschlacken und Toxine nicht mehr ausscheiden. Das
Defizit an Salzen in der Zelle nimmt dadurch zu und die Durchlässigkeit der Zellmembran (Zellhäutchen) nimmt ab. Diese
Regulationsstörung, so Schüßler, kann nur durch Salze in mole-
kularer (potenzierter) Form behoben werden.
Schüßler ging sogar noch einen Schritt weiter und postulierte,
dass pathogene Reize nicht nur auf körperlicher, sondern auch
auf seelischer Ebene Krankheiten auslösen können.

Das Faszinierende daran ist, dass Dr. Schüßler bereits über 100 Jahre vor Entdeckung der Psychoneuroimmunologie (Wissenschaftszweig, der die Zusammenhänge zwischen Krankheiten, der Abwehr und dem Hormonsystem untersucht) entdeckt hatte, dass eine negativ gestimmte Psyche körperliche Symptome auslösen kann.

Salben fördern die Wirkung der Salze

Nach dem Tod von Dr. Schüßler wurden die Tabletten durch 12 Salben ergänzt. Die Idee, Salben für die äußere Anwendung herzustellen, sollte die früh schon praktizierte äußerliche Anwendung der Tabletten als Breiumschlag oder -pflaster erleichtern. Die Salben werden bei Muskel-, Gelenk- und Knochenerkrankungen sowie Hautbeschwerden eingesetzt. Im Lauf der Jahre stellte man fest, dass die Salben zusätzlich gut für die Pflege der Haut sind. Und dass sie bei leichteren Beschwerden wie einer Hautverletzung oder einem Insektenstich sogar ausreichen. Grundsätzlich empfehle ich meinen Patienten aber, dass sie Salben und Salze kombinieren sollen. Dadurch potenziert sich die Wirkung, und über zweierlei Wege (Blut und Haut) wird auf die Beschwerde Einfluss genommen.

Kurz vor seinem Tod strich Schüßler das Salz Calcium sulfuricum (heute Nr. 12) aus seinem Arzneischatz. Denn es war ihm nicht gelungen, dessen Wirkungsweise eindeutig darzulegen. Deshalb gehören also nur elf Salze zur klassischen Schüßler-Hausapotheke (in vielen Büchern werden aus diesem Grund auch nur elf Salze beschrieben). Dr. Schüßlers Nachfolger entdeckten allerdings auch für das Salz Calcium sulfuricum spezielle Heilwirkungen und nahmen es wieder zu den Schüßler-Salzen dazu. Anfang des 20. Jahrhunderts beschäftigte sich vor allem der Biochemiker Dieter Schöpwinkel (1876–1946) ausführlich mit den Mineralsalzen Schüßlers. Er entdeckte, dass weitere Salze, die ebenfalls natürlich im Organismus vorkommen, wichtige Funktionen erfüllen. So wurde nach und nach die Reihe der Schüßler-Salze um zwölf weitere ergänzt. Diese sind heute als »Ergänzungsmittel« im Handel. In diesem Buch empfehle ich Ergänzungsmittel, wenn sie sich aufgrund meiner praktischen Erfahrung ebenfalls bei den erwähnten Beschwerden bewährt haben.

Einnahme, Dosierung und »Heiße Sieben«

Wie werden Schüßler-Salze nun eingenommen? Das Wichtigste zuerst: Die Tabletten lässt man im Mund zergehen, denn so gelangen die Wirkstoffe über die Mundschleimhaut schneller ins Blut und dadurch auch schneller an den Krankheitsherd, wo sie ihre Heilwirkung entfalten. Schüßler-Salze werden also niemals einfach heruntergeschluckt.

Schüßler-Salze richtig dosieren

Bei der Dosierung ist zunächst wichtig, ob Sie akute oder chronische Beschwerden behandeln. Akute Beschwerden sind heftig und treten plötzlich auf; Beispiele sind Erkältungskrankheiten, Verletzungen, plötzliche Angst oder Unruhe, Durchfall oder leichte Verbrennungen. Dagegen sind chronische Krankheiten wie Gelenk- und Wirbelsäulenbeschwerden, Entzündungen der Haut oder im Verdauungstrakt nicht von heute auf morgen entstanden, sondern Ausdruck einer schleichenden Krankheitsentwicklung, zum Beispiel als Folge einer nicht ausgeheilten akuten Erkrankung; sie haben einen langwierigen Verlauf (Seite 8). Die Dosierung unterscheidet sich deshalb in der Gabenhäufigkeit der Tabletten.

Dosierung bei akuten Beschwerden

Hier muss anfangs öfter eine Tablette eingenommen werden (dafür ist der Einnahmezeitraum kürzer). Häufige Tablettengaben sind häufig gesetzte Heilreize. Wichtig ist wirklich die Häufigkeit der Einnahme, nicht die Masse, also Anzahl der Tabletten! Dann arbeitet der Körper effektiver und schneller, um krankheitsbedingt aufgetretene Belastungen zu eliminieren. Um dieses Ziel zu erreichen, ließ Dr. Schüßler seine Patienten die Salze sogar pünktlich auf die Minute einnehmen – also zum Beispiel alle 15 Minuten oder alle drei Stunden.
Bei akuten Beschwerden ist es sinnvoll, gleich bei den ersten Anzeichen mit der Einnahme zu beginnen: Schon nach einigen Stunden können die Beschwerden abklingen. Dann genügt es, die Salze in größeren Abständen einzunehmen, also stündlich, zweistündlich, später drei- bis sechsmal täglich eine Tablette.

> **Erwachsene und Kinder über zwölf Jahren:** alle 5–15 Minuten 1 Tablette
> **Kinder unter zwölf Jahren:** alle 1–2 Stunden 1 Tablette
> **Säuglinge:** alle 1–2 Stunden 1 Tablette in etwas Wasser auflösen und den Brei auf die Lippen streichen. Alternativ kann die stillende Mutter die Tabletten einnehmen (Einnahme dann wie für Erwachsene) – über die Muttermilch erhält das Kind sein Schüßler-Salz.

Dosierung bei chronischen Erkrankungen, Kuren und Schemata (Regeldosierung)

Bei chronischen Beschwerden werden die Tabletten über den Tag verteilt seltener, dafür eine längere Zeit wie Wochen, manchmal auch Monate hindurch eingenommen. Hier gilt die Regeldosierung:

> **Erwachsene und Kinder über zwölf Jahren:** 3- bis 6-mal täglich 1–2 Tabletten
> **Kinder unter zwölf Jahren:** 3- bis 4-mal täglich 1 Tablette
> **Säuglinge:** 2–4 Tabletten über den Tag verteilt in etwas Wasser auflösen und den Brei auf die Lippen streichen. Oder die stillende Mutter nimmt die Tabletten ein (Erwachsenen-Dosierung).

Die Regeldosierung gilt immer dann, wenn bei den Beschwerden keine andere Dosierung angegeben ist oder wenn Sie die Schüßler-Salze kurmäßig einnehmen, z. B. um den Stoffwechsel oder die Entgiftung anzuregen. Ausnahmen zur Regeldosierung habe ich an entsprechender Stelle immer ausgeführt, wenn sich eine andere Dosierung als geeigneter herausgestellt hat.

Sind mehrere Salze angegeben, nehmen Sie das erste Salz im Lauf des Vormittags, das zweite über Mittag, das dritte im Lauf des Abends (Seite 26).

Die »Heiße Sieben«

Das Auflösen von Tabletten in heißem Wasser ist eine besondere Anwendungsform und war ursprünglich nur für Nr. 7 Magnesium phosphoricum D6 (deshalb der Name »Heiße Sieben«) vorgesehen. Nr. 7 ist ein krampf- und schmerzstillendes Salz. In heißem Wasser aufgelöst, wirkt es schneller, denn die

Durchblutung der Mundschleimhaut wird angeregt, die Schleimhautporen öffnen sich und der Tablettenwirkstoff gelangt schnell ins Blut und so in die einzelnen Nerven- und Muskelzellen.

ZUBEREITUNG DER »HEISSEN SIEBEN«: 10 Tabletten (Erwachsene) bzw. 5 Tabletten (Kinder) in einem Glas mit heißem Wasser auflösen und schluckweise trinken (jeden Schluck gut einspeicheln, damit möglichst viel des Wirkstoffes über die Mundschleimhaut in den Blutkreislauf gelangt!). Eine Wiederholung der »Heißen Sieben« ist bei akuten Beschwerden wie Bauch-, Kopf-, Muskel- oder Gliederschmerzen ein- bis zweimal im Abstand von einer halben Stunde möglich, falls die Beschwerden noch nicht abgeklungen sind. Beachten Sie aber: Bei unklaren Schmerzen sollten Sie einen Arzt oder Heilpraktiker aufsuchen.

Im Lauf meiner heilpraktischen Tätigkeit habe ich festgestellt, dass die Zubereitung der »Heißen Sieben« grundsätzlich bei allen anderen Salzen ebenso möglich ist – vor allem, wenn die Beschwerden heftig sind und schnelle Hilfe notwendig ist.

Dosierung von Salben

> **Bei akuten Beschwerden:** Tragen Sie die Salben am ersten und zweiten Tag der Beschwerden mehrmals täglich auf.
> **Bei chronischen Beschwerden:** Hier empfehle ich einen Salbenverband. Tragen Sie dazu die Salbe messerrückendick auf die betroffene Stelle, zum Beispiel das Kniegelenk, auf, befestigen Sie darüber einen dünnen Verband oder einen elastischen Stülpverband.

Ein Salbenverband hat sich bei Muskel- und Gelenkbeschwerden, Hornhaut, Nagelpilzerkrankungen oder stumpfen Verletzungen bewährt. Sollte ein Salbenverband problematisch durchzuführen sein, tut es auch das mehrmalige Einreiben der betroffenen Stelle. Wichtig: Bei Venenproblemen die Salbe nicht fest, sondern leicht einmassieren.

Dauer der Behandlung

Die Tabletten werden bei akuten und chronischen Krankheiten bis zur Besserung der Beschwerden eingenommen. Bei frühzeitiger Einnahme kann dies (etwa bei Halsschmerzen) nur für einige oder mehrere Stunden oder wenige Tage nötig sein. Bei chronischen Beschwerden kann die Behandlung mehrere Monate dauern: Je länger die Erkrankung besteht, desto länger dauert im Normalfall die Behandlung. Es gibt aber auch hier Ausnahmen – selbst langwierige Krankheiten können nach wenigen Wochen ausgeheilt sein. Nach sechs bis acht Wochen sollte sich bei chronischen Beschwerden eine Tendenz zur Besserung zeigen. Auch eine geringfügige Veränderung (weniger Schmerzen, besserer Schlaf) ist schon als gutes Zeichen zu werten.

Gibt es Neben- oder Wechselwirkungen?

› Bei der Einnahme der Schüßler-Salze sind bisher keine Nebenwirkungen, ebenso keine Wechselwirkungen mit anderen Medikamenten beobachtet worden. Es gibt auch keine Erstverschlimmerungen, wie sie gelegentlich bei homöopathischen Mitteln auftreten.

› Nehmen Sie allerdings ungewöhnlich viele Tabletten auf einmal oder innerhalb kurzer Zeit ein (30–100 Tabletten), kann der in den Tabletten als Trägerstoff enthaltene Milchzucker abführend wirken.

› Haben Sie ein falsches Mittel gewählt, passiert nichts Negatives, aber die Beschwerden bessern sich auch nicht. Ein falsch eingenommenes Salz hat dennoch sogar einen Vorteil: Es reguliert – auch wenn keine Beschwerden vorhanden sind – in dem für das Salz typischen Anwendungsbereich körperliche Funktionen. Zum Beispiel wirkt es auf den Stoffwechsel, die Verdauung oder das Nervensystem – je nachdem, welches Schüßler-Salz Sie eingenommen haben.

Was ist bei der Einnahme von Schüßler-Salzen noch zu beachten?

› Reagieren Sie empfindlich oder allergisch auf Milchzucker, Weizenstärke und andere Tablettenhilfsstoffe, sollten Sie sich bei Ihrem Arzt, Heilpraktiker oder Apotheker informieren, ob Sie die Salze bedenkenlos einnehmen können. Alternativ zur Weizenstärke gibt es inzwischen Salze, die mit Kartoffelstärke als Bindemittel hergestellt werden.

› Sollten Sie an einer Laktoseintoleranz (Milchzuckerunverträglichkeit, Seite 82) leiden, dann dürfen Sie die »Heiße

Sieben« nicht mehrere Male nacheinander einnehmen. Tabletten, die man einzeln und in Abständen von Minuten oder Stunden im Mund zergehen lässt, verursachen keine Beschwerden. Die Laktoseintoleranz-Reaktion entsteht erst ab einer bestimmten Tablettenmenge, nämlich wenn Sie 50 bis 80 Tabletten auf einmal einnehmen. Alternativ besteht die Möglichkeit, Schüßler-Salze als homöopathisch hergestellte Tropfen einzunehmen.

› Für Diabetiker ist wichtig: Eine Tablette zu 250 mg entspricht 0,021 BE (Broteinheiten), 48 Tabletten sind demnach eine Broteinheit.

› Für Nierenkranke gilt: In der üblichen Dosierung können Sie Schüßler-Salze bedenkenlos einnehmen.

› Für Schwangere und Stillende gilt: Die in diesem Ratgeber beschriebenen Salze können in der üblichen Dosierung (Seite 16, 17) unproblematisch eingenommen werden.

Selbstbehandlung von chronischen Krankheiten

Schüßler-Salze sind wie pflanzliche Tinkturen oder Tees Arzneimittel gegen verschiedene Beschwerden. Beachten Sie aber bitte: Sollten Ihre Beschwerden sehr heftig sein oder sind Sie sich über die Symptome nicht ganz im Klaren, dann suchen Sie einen Arzt oder Heilpraktiker auf. Lassen Sie sich untersuchen und eine Diagnose stellen und besprechen Sie mit dem Fachmann, ob und inwiefern bei Ihren Beschwerden Schüßler-Salze für eine adäquate Behandlung ausreichen. Vergessen Sie nicht, dass Schüßler-Salze wie alle natürlichen Heilverfahren ihre Grenzen haben.

Unterstützend zur schulmedizinischen Therapie

Die Selbstbehandlung mit Schüßler-Salzen komplementär zur Schulmedizin ist einfach zu bewerkstelligen. Sie sind somit gleich in der Lage, die für Sie relevanten Salze einzunehmen. In diesem Buch erfahren Sie genau, welche Salze bei Ihren Beschwerden am besten geeignet sind und wie Sie diese einnehmen. Sie können die Schüßler-Salze zusammen mit einem ebenfalls notwendigen schulmedizinischen Medikament einnehmen, brauchen also keine Zeitabstände einzuhalten.

Zusätzlich gebe ich Ihnen viele Tipps, was ich bei den unterschiedlichen Beschwerden aufgrund meiner Praxiserfahrung noch als sinnvoll und wichtig erachte. Dabei handelt es sich um Pflanzensäfte, Tees, manuelle Praktiken oder naturheilkundliche Therapien. Sie können die meisten davon selbst anwenden oder Sie suchen einen Arzt oder Heilpraktiker auf, der damit arbeitet. Bei manchen Beschwerden sind mehrere Verfahren angegeben – sie alle sind geeignet und wichtig. Als Regel gilt: Je schwerer Ihre Erkrankung ist, desto mehr unterstützende Verfahren sollten Sie ins Auge fassen. Möchten Sie naturheilkundlich bei chronischen Erkrankungen etwas erreichen, ist dies meiner Meinung nach nur über eine Kombination bedeutender Verfahren möglich. Manche lassen sich problemlos in den Alltag integrieren – andere wiederum sind etwas aufwändiger. Wichtig ist, dass Sie die Verfahren konsequent durchführen.

Wann helfen Schüßler-Salze begleitend?

Ich möchte Ihnen bei allen Erkrankungen Schüßler-Salze unterstützend und begleitend zur schulmedizinisch empfohlenen oder notwendigen Therapie ans Herz legen. Sie helfen nicht nur, durch starke Medikamente belastete Organe zu entlasten und zu stärken, sondern Sie tun auf natürlichem Wege etwas für Ihren Körper, selbst wenn Ihre Beschwerden aus schulmedizinischer Sicht nicht zu heilen oder zu bessern sind. In meiner Praxis habe ich schon öfter Patienten erlebt, die von ihrem Arzt, den sie auf die Schüßler-Salze angesprochen hatten, müde belächelt wurden. Sie haben sich jedoch nicht beirren lassen und konsequent die Salze eingenommen. Und nach und nach haben sich Schlaf- oder Verdauungsstörungen, Kopfschmerzen oder andere üble Begleitumstände ihrer Krankheit deutlich gebessert.

Schüßler-Kuren

Schon vor vielen Jahren stellte ich fest, dass bei chronischen Beschwerden mehr als ein Salz (wie es bei Dr. Schüßler noch Gültigkeit hatte) für die erfolgreiche Behandlung entscheidend ist. Als Beispiel möchte ich die Arthrose, eine degenerative (entartende) Erkrankung des Gelenkknorpels, anführen: Benötigt wird ein Salz für die Bereitstellung von Gelenkschmiere (Synovia), eines für Stabilisierung und Aufbau von Knorpelstrukturen und eines mit entzündungshemmenden Eigenschaften, denn fast alle Arthrosen zeigen im Außenbereich eine Entzündung. Aufgrund dieser Überlegungen und Erfahrungen sind nach und nach in meiner Praxis die Kuren entstanden. Schnell merkte ich an der Reaktion meiner Patienten, dass meine Überlegungen richtig waren, und weitere Kuren und Schemata entstanden. Das Besondere an diesen Kuren war jedoch nicht nur die Kombination verschiedener relevanter Heilsalze, sondern ebenso der unterstützende Einsatz anderer Naturheilmethoden. Ich kombinierte die Methoden aufgrund meiner Beobachtungen in der Praxis. Zeigte der Körper der Patienten Reaktionsfähigkeit und Heilbereitschaft, führten Salze und unterstützende Hilfen zur Besserung der Beschwerden.

So finden Sie zum richtigen Salz

Am schnellsten finden Sie Ihr Salz oder Ihre Salze, wenn Sie bei der Beschreibung der Beschwerden (ab Seite 60) nachsehen. Häufig sind mehrere Salze aufgeführt – sie sind nach Eigenart, Unterteilung oder zusätzlichen Symptomen Ihrer Beschwerde zugeordnet. Möchten Sie die Salze für sich und Ihre Beschwerden individuell auswählen, dann rate ich Ihnen, die Steckbriefe der Salze (ab Seite 28) aufmerksam zu lesen. So entdecken Sie schnell, welche Salze generell wichtig sind. Beachten Sie zuerst den Hauptcharakter eines Salzes (vordere Umschlaginnenseite), sonst kann es leicht passieren, dass Sie jedes Salz als »etwas passend« erachten. Mehr als drei bis maximal vier Salze empfehle ich für den ersten Therapieschritt nur in Ausnahmefällen. Arbeiten Sie die Belastungen Ihres Körpers schrittweise ab. Das macht Sinn und ist auch von der Tablettenmenge her überschaubar. Von einer »Schrotschusstherapie«, die nicht nach den Beschwerden ausgerichtet ist, rate ich ab.

Erstverschlimmerung

Erstverschlimmerungen oder Erstreaktionen, wie sie in der Homöopathie hin und wieder vorkommen, gibt es bei Schüßler-Salzen normalerweise nicht. Wie bei allen Erkrankungen kann es vorkommen, dass bestehende Beschwerden sich einmal verschlimmern können oder neue Symptome auftreten. Hinterfragt man diese Symptome, kommt meistens heraus, dass eine Erkältung im Anzug ist, unverträgliche Speisen gegessen wurden oder irgendein anderer Einfluss für die Verschlechterung von Beschwerden der Auslöser war. Sollten Reaktionen auftreten, die Sie den Schüßler-Salzen zuschreiben, empfehle ich, zunächst alle Salze abzusetzen und nach zwei bis drei Tagen Pause mit der Einnahme eines Salzes (und davon nur eine Tablette) fortzufahren. Nur so können Sie herausbekommen, ob die aufgetretene Reaktion bei Ihnen auf ein Schüßler-Salz zurückzuführen war. Ich habe in der Praxis solche Reaktionen bisher nicht erlebt, möchte aber nicht ausschließen, dass es sie in äußerst seltenen Fällen geben kann.

Es gibt immer Menschen, die auf subtile Heilverfahren mit sensiblen Reaktionen reagieren. Das muss kein schlechtes Zeichen sein, sondern kann bedeuten, dass der Organismus als Antwort auf das Medikament Heilreaktionen in Gang setzt. Sollten Sie sich sicher sein, dass das bei Ihnen der Fall ist, empfehle ich die nächsthöhere Potenz (ist stärker verdünnt) einzunehmen. Also statt einer D6 eine D12. Hermann Deters, ein großer Biochemiker und Anhänger Dr. Schüßlers, hat generell festgestellt, dass bei Störungen mit einer Überreaktion (»hyper-«) höhere Potenzen besser wirken und bei Störungen im Sinne einer verminderten Funktion (»hypo-«) die tieferen.

Behandeln nach dem Entzündungsschema

Das Entzündungsschema ist eine geniale Erfindung von Dr. Schüßler. Er hatte im Lauf seiner praktischen Arbeit mit den Salzen nämlich festgestellt, dass drei Salze bei vielen Erkrankungen, die den Entzündungen zugerechnet werden, völlig ausreichend sind und schnell helfen. Dass Erkrankungen in verschiedenen Stadien ablaufen, haben Sie sicherlich schon einmal an sich selbst beobachtet.

Drei Beispiele für Entzündungsstadien

BEISPIEL SCHNUPFEN: Zuerst kommt es zu Niesreiz mit triefender Nase (= erstes Entzündungsstadium). Verschwindet dieses Symptom, wirkt die Nase »verstopft« und ein weißschleimiges Sekret (= zweites Entzündungsstadium) wird von ihr abgesondert. Ist der Schnupfen fast ausgeheilt, wird ein dickes gelbliches bis grünliches Sekret abgesondert (= drittes Entzündungsstadium).

BEISPIEL EINFACHE VERLETZUNG: Die akute Hautverletzung mit Blutung entspricht dem ersten Stadium. Die Verschorfung der Wunde zeigt das zweite Stadium an. Und wenn die Haut bereits dabei ist, sich zu erneuern, haben wir das dritte Stadium vorliegen.

BEISPIEL HARNWEGSINFEKT: Im ersten Stadium spüren Sie einen leichten Schmerz mit Brennen beim Wasserlassen. Im zweiten Stadium wird blutig-schleimiger, im dritten Stadium eitriger Urin abgesondert.

Generell gilt, dass das dritte Stadium das Reinigungs- und Erneuerungsstadium für den Körper ist. Mit der Absonderung von Eiter (abgestorbene Bakterien und Zellen, Haut- und Schleimhautpartikel, Wundsekret) reinigt er sich von Entzündungsabfall und erneuert Defekte an Haut und Schleimhaut durch verstärktes Zellwachstum. Der Heilungsprozess findet im dritten Stadium seinen Abschluss.

Mit den Schüßler-Salzen fördern Sie die schnelle Abheilung der einzelnen Stadien, indem Sie Ihrem Körper helfen, Selbstheilungsprozesse anzufachen. Damit tun Sie niemals etwas, was dem eigenen Heilbestreben entgegensteht. Denn in den einzelnen Stadien benötigt der Körper genau diese drei Salze aus seinem Vorrat, um Heilung zu bewerkstelligen.

Wichtig ist, dass Sie gleich bei den ersten Symptomen (zum Beispiel Gliederschmerzen bei einem grippalen Infekt) mit der Einnahme beginnen. Für die Salze Nr. 3 und Nr. 4 gilt die Akutdosierung (Seite 16), für das Salz Nr. 6 die Regeldosierung (Seite 17).

Die Entzündungsstadien und ihre Salze

1. Entzündungsstadium	Nr. 3 Ferrum phosphoricum D12	Akutdosierung (Seite 16)
2. Entzündungsstadium	Nr. 4 Kalium chloratum D6	Akutdosierung (Seite 16)
3. Entzündungsstadium	Nr. 6 Kalium sulfuricum D6	Regeldosierung (Seite 17)

Ausnahmen von den Entzündungsstadien

Im Lauf meiner Arbeit mit den Schüßler-Salzen habe ich festgestellt, dass es bei zwei akuten Entzündungen auch möglich ist, zwei andere Salze allein hoch dosiert in der ersten Stunde einzusetzen (alle 3 Minuten 1 Tablette). Sie helfen ebenso schnell, manchmal auch schneller. Einerseits ist das der Harnwegsinfekt (Salz Nr. 9 Natrium phosphoricum D6) und andererseits der akute Fließschnupfen (Nr. 8 Natrium chloratum D6). Aber auch hier können Sie nach den Entzündungsstadien vorgehen.

Häufige Fragen

? Wo bekomme ich die Schüßler-Salze?

Alle Schüßler-Salze und -Salben bekommen Sie in Deutschland, Österreich und der Schweiz in Apotheken. Innerhalb eines Tages kann sie jede Apotheke, sollte sie die Salze nicht vorrätig haben, besorgen. Internetapotheken können die Salze ebenso wie andere Apotheken liefern. Bei anderen Internetanbietern (außer Apotheken) sollten Sie skeptisch sein. So ist schon öfter vorgekommen, dass nicht potenzierte und nach den homöopathischen Richtlinien hergestellte Salze angeboten wurden.

? Reduzieren die Salze Nebenwirkungen?

Bei schweren Krankheiten lässt sich die Einnahme von schulmedizinisch verordneten Medikamenten oft nicht vermeiden. Der Nachteil ist, dass im Lauf der Zeit Nebenwirkungen (unerwünschte Wirkungen) auftreten können, die sehr belastend sind, wie z. B. Magen-Darm-Beschwerden, Juckreiz, Kopfschmerzen, Übelkeit oder Hustenreiz. Mit Schüßler-Salzen können Sie den Körper dahingehend unterstützen, dass er mit diesen Reaktionen besser fertig wird; außerdem kann die Dosis der schulmedizinischen Präparate minimiert werden.

? Was sind Modalitäten und was muss ich beachten?

Die Bezeichnung »Modalität« ist ein in der Homöopathie geräuchlicher Begriff, der die Begleitumstände einer Beschwerde beschreibt. Eine Modalität gibt an, durch welche Einflüsse eine Beschwerde schlimmer oder besser wird. Dies ist ein zusätzlicher Fingerzeig bei der Auswahl des passenden Salzes. Dazu ein Beispiel: Schmerzen, die zu Calcium phosphoricum passen, verschlimmern sich nachts oder in Ruhe. Oder: Die bei Ferrumphosphoricum-Mangel vorhandenen Schmerzen verschlimmern sich bei Bewegung, Zahnschmerzen beim Genuss warmer Speisen. Bei Kälte bessern sich Schmerzen.

❓ Wie können Organe gestärkt werden, die durch andere Medikamente belastet werden?

Starke Medikamente wie z. B. Rheuma- oder Tumormittel können die Nieren oder die Leber belasten. Hier ist es sinnvoll, diejenigen Salze einzunehmen, die die belasteten Organe stärken. Das ist beispielsweise Nr. 4 Kalium chloratum D6 für die Nieren oder Nr. 6 Kalium sulfuricum D6 für die Leber. Welche Salze auf welche Organe und Gewebe stärkend wirken können, erfahren Sie ab Seite 149.

❓ Was bedeutet »im Wechsel einnehmen«?

Bei manchen Beschwerden empfehle ich Ihnen mehrere Salze und gebe dazu den Hinweis, diese im Wechsel einzunehmen. Das bedeutet z. B. bei der Einnahme von drei verschiedenen Salzen: Das erste Salz nehmen Sie im Lauf des Vormittags, das zweite im Lauf des Nachmittags und das dritte im Lauf des Abends ein. Sie können aber auch die gesamte Tagesdosis Ihrer Salze in ein Pillendöschen geben und nehmen bis zum Abend im Wechsel eine Tablette vom ersten, dann eine Tablette vom zweiten, dann eine Tablette vom dritten Salz ein. Danach beginnen Sie wieder mit dem ersten Salz.

❓ Wie viele Tabletten kann ich gleichzeitig in den Mund nehmen?

Jede Tablette, die Sie einnehmen, stellt für den Körper einen Heilreiz dar und soll für sich allein Wirkungen (eine Ausnahme davon ist der Schüßler-Drink, Seite 27) entfalten. Haben Sie als Tagesdosis zum Beispiel sechs Tabletten von Nr. 3 Ferrum phosphoricum D12 einzunehmen, dann sollten Sie über den Tag verteilt alle anderthalb bis zwei Stunden immer nur eine

Tablette des Salzes einnehmen. Alle Tabletten auf einmal einzunehmen stellt für den Körper nur einen einzigen Heilreiz dar und bringt nicht mehr.

? Können Schüßler-Salze bedenkenlos eingenommen werden?

Bei allen Beschwerden können Sie Schüßler-Salze bedenkenlos zu den vom Arzt verordneten Medikamenten zusätzlich einnehmen. Es gibt keine Einschränkungen und ebenso keine Wechselwirkungen mit anderen Medikamenten. Schüßler-Salze stärken alle Organe, fördern die Ausscheidung von Giftstoffen und regen den Stoffwechsel an. Bei allen chronischen Erkrankungen tun Ihnen Schüßler-Salze als Hilfsmittel aus der Natur gut.

? Ich bin nierenkrank, der Arzt hat mir Mineralstoffe verboten – darf ich Schüßler-Salze trotzdem einnehmen?

Gegen die Einnahme von potenzierten Schüßler-Salzen bei schweren Nierenerkrankungen spricht nichts. Die Einschränkung, Mineralstoffe bei Nierenerkrankungen (vor allem von Dialyse-Patienten) nicht einzunehmen, gilt nur für grobstoffliche, unverdünnte Mineralstoffe. Die Einschränkung gilt jedoch nicht für die nach homöopathischen Richtlinien hergestellten Schüßler-Salze in den Potenzen D3, D6 und D12.

? Was versteht man unter dem Schüßler-Drink?

Diese in Indien praktizierte Methode ist eine Sonderform der Einnahme und funktioniert folgendermaßen: Alle für Sie relevanten Tabletten lösen Sie morgens in einer Flasche in 200 Milliliter Wasser auf. Im Lauf des Tages trinken Sie immer wieder einen Schluck aus der Flasche und belassen ihn für einige Sekunden im Mund. Dadurch wird ein Großteil der Salze von der Mundschleimhaut aufgenommen. Der Drink ist ideal für Berufstätige geeignet.

Zwei wichtige Dinge möchte ich noch ergänzen:

> Je öfter Sie bis zum Abend einen Schluck aus der Flasche nehmen, desto besser ist es.
> Schütteln Sie die Flasche kräftig vor jeder Einnahme, denn die Salze setzen sich am Flaschenboden ab.

Zwölf Schüßler-Salze und zwölf Ergänzungssalze

In diesem Kapitel lesen Sie alles über Einsatzgebiete und Wirkungen der zwölf Basis-Salze Nr. 1 bis Nr. 12 und der zwölf Ergänzungssalze Nr. 13 bis Nr. 24. Anhand der einzelnen Steckbriefe können Sie sich schnell orientieren. Sie erfahren hier, welche Wirkung den Salzen zugrunde liegt und bei welchen akuten und chronischen Beschwerden sie generell angewandt werden. Damit liegt Ihnen eine kompakte Übersicht, sozusagen das Basiswissen zu den Schüßler-Salzen, vor. Ich empfehle Ihnen, immer wieder mal eine Salzbeschreibung durchzulesen – das ist spannend und informativ und es verleiht Ihnen das notwendige Wissen, um erfolgreich damit zu arbeiten. Nach und nach haben Sie so das Grundwissen stets parat.

Das Interessante dabei: Sie entdecken in diesem Kapitel die Wirkeigenschaften der Salze, ihr Heilpotenzial und die den jeweiligen Salzen zugeordneten Beschwerden. Außerdem erfahren Sie, wann die Salze besonders bei schwereren Erkrankungen unterstützend zur ärztlichen Therapie eingesetzt werden können und welche Modalitäten ihnen zu eigen sind. Modalitäten (ein Begriff aus der Homöopathie, der die Art und Weise von Beschwerden beschreibt) geben Auskunft darüber, durch welche Einflüsse Symptome besser oder schlechter werden, etwa durch Wärme/Kälte oder Bewegung/Ruhe. Sie sind hilfreich bei der Auswahl eines Salzes, wenn Sie sich nicht ganz darüber im Klaren sind, ob das betreffende Salz auf Sie zutrifft.

SCHÜSSLER-SALBEN: Neben den Schüßler-Salz-Tabletten gibt es für die äußerliche Anwendung die Schüßler-Salben Nr. 1 bis Nr. 12. Sie werden wie die Tabletten hergestellt, jedoch nicht mit Milchzucker, sondern mit einer Salbengrundlage verrieben. Bei leichteren Beschwerden, etwa bei Muskelkater, genügen die Salben. Bei heftigeren Beschwerden wie Arthrose unterstützen die Salben die Salze. In welchen Fällen Sie die Schüßler-Salben zusätzlich einsetzen können, habe ich ab Seite 61 aufgeführt.

Nr. 1 Calcium fluoratum D12 (Kalziumfluorid)

Calcium fluoratum ist das Salz, das Festigkeit, Härte und Stabilität verleiht. Deshalb ist es im menschlichen Körper auch überall dort anzutreffen, wo diese Eigenschaften von Bedeutung sind: z. B. in den Knochen und in den Arterien, die aufgrund ihrer Windkesselfunktion (rhythmisches An- und Entspannen) enorm viel Druck aushalten müssen. Dagegen haben die Venen zwar nicht die Druckbelastung der Arterien zu verkraften, sie dürfen sich aber wegen der Blutfüllung nicht erweitern, sonst wäre der Blutrückfluss gestört.

Allerdings hilft Calcium fluoratum nicht nur, wenn Festigkeit und Stabilität im Körper zu wünschen übrig lassen, sondern auch, wenn zu viel davon vorhanden ist. Denn dann kommt es nicht zur Erschlaffung, sondern zu Verhärtungen der Gewebe. Krankheiten mit »harten« Strukturen sind z. B. degenerative Knorpelveränderungen (Arthrose) oder »hart« und dadurch kürzer gewordene Sehnen.

Calcium fluoratum kommt im Körper im Zahnschmelz, in den oberflächlichen Anteilen der Knochen, den Oberhautzellen, den Augenlinsen, Lungenflügeln, der Milz und Leber und in allen elastischen Fasern wie im Binde- und Stützgewebe vor. Selbst Herz und Gehirn enthalten Kalziumfluorid.

Bei diesen Beschwerden hilft Nr. 1

Bänder- und Sehnenschwäche wie z. B. Senk- und Spreizfuß; verhärtete Sehnen der Hand (Dupuytren-Krankheit, Seite 78); Wirbelgleiten (Wirbelkörperverschiebungen aufgrund instabiler Bänder), überdehnte Bänder und Sehnen an Hand- und Kniegelenken sowie harte Knochenauswüchse (Fersensporn und Überbein). Erkrankungen des venösen Systems: Besenreiservenen, Hämorrhoiden, schmerzhafte Hämorrhoidalknötchen und Krampfadern; Knochenhautentzündung (zusammen mit Nr. 2 Calcium phosphoricum), Rückenschmerzen nach einem Hexenschuss (zusammen mit Nr. 2) und Gelenkarthrose (zusammen mit Nr. 8, Nr. 11); verhärtete Muskeln (Muskelhartspann), z. B. im Schulterbereich, zusammen mit Nr. 7 Magnesium phosphoricum D6. Juckende Haut am After, Hauteinrisse (z. B. in den Handflächen) sowie faltige und schlaffe Haut; Hautschrunden, übermäßig harte Hautstrukturen (Hautpilzerkrankungen, Schuppenflechte, Narben); Schwangerschaftsstreifen und Hautstreifen nach der Anwendung von Kortison, Ekzeme, die nach einer Strahlenbehandlung bei Tumorerkrankungen auftreten; übermäßige Hornhaut sowie Nagelerkrankungen (wenn die Nägel aufquellen, verdicken und fest werden – häufig bei Nagelpilzbefall) und harte Warzen an Händen und Füßen; chronische Kehlkopfentzündung mit harten Knötchen an den Stimmbändern (Sängerknötchen); empfindlicher Zahnschmelz mit Neigung zu Zahnkaries sowie lockeren Zähnen.

Unterstützend zur medizinischen Behandlung

Arteriosklerose (Gefäßverkalkung), Knocheneiterungen, Knochenzersetzung, Knochenauftreibungen (aufgrund von infektiösen Krankheiten), Osteoporose (Knochenschwund) und Osteomalazie (Knochenerweichung) sowie verzögertes Schließen der Fontanellen bei Säuglingen. Außerdem vergrößerte und erhärtete Schilddrüse (harter Kropf); verhärtete Lymphknoten nach einer durchgemachten Entzündung (z. B. im Halsbereich); Blutschwämmchen – z. B. bei Neugeborenen; harte Geschwüre der Haut (Unterschenkelgeschwüre), chronische Venenentzündung, Schleimhautgeschwüre, Gerstenkörner, Organsenkungen wie Gebärmutter- oder Nierensenkung, Wanderniere; Fisteln (Zahnfleisch) und Schilddrüsenkropf.
Bei herzbedingten Ödemen zusammen mit Nr. 5 und Nr. 10.

Modalitäten

Von Dr. Schüßler wurden keine überliefert.

Nr. 2 Calcium phosphoricum D6 (Kalziumphosphat)

Kalziumphosphat ist ein stärkendes und kräftigendes Salz, deshalb ist es in der Kinderheilkunde besonders beliebt. Es ist immer dann angezeigt, wenn Schwäche und Erschöpfung, vor allem nach Krankheiten, im Vordergrund stehen. Kalziumphosphat kommt natürlich im Knochen und Zahngewebe, ebenso in den roten Blutkörperchen vor, deshalb ist es das Salz für Knochen und Zähne.

Calcium phosphoricum ist an Aufbau und Neubildung von Knochen- und Zahngewebe (Mineralisation) beteiligt, denn ohne Kalzium und Phosphat (= Apatit) könnte kein Knochen und ebenso kein Zahn wachsen. Daher fördert es die Zahnung bei Kindern. Es beeinflusst die Blutbildung – deshalb wird es »blutarmen«, anämischen Menschen empfohlen. Es hilft auch bei lymphatischer Schwäche (Abwehrschwäche mit häufigen Erkältungen und Allergien bei konstitutionell schwachen Personen) – vorwiegend bei blassen Personen. Calcium phosphoricum löst eiweißartige Ergüsse (Exsudate) in Körperhöhlen (= entzündliche Ausschwitzungen aus Gefäßen). Das hängt damit zusammen, dass krankhaft gebildete Eiweißstoffe sich nur auflösen können, wenn die Konzentration von Salzen stimmt – hier die Konzentration von Kalziumphosphat im Körper.

Bei diesen Beschwerden hilft Nr. 2

Knochenerkrankungen wie Knochenbrüche (auch nicht heilende Knochenbrüche bei alten Menschen), kindliche Wachstumsschmerzen und verzögertes Knochenwachstum; Krämpfe (vor allem Muskelkrämpfe an Armen und Beinen), krampfartige Nervenschmerzen mit Kribbeln, Taubheits- und Kältegefühl; Kopfschmerzen vor allem bei blässlichen Personen; Schmerzen an der Wirbelsäule nach einem Bandscheibenvorfall oder aufgrund von Fehlstellungen der Wirbelsäule (bei Skoliose zusammen mit Salz Nr. 1 und Nr. 11); Zahnungskrämpfe; Nervosität, nervliche Schwäche, Erschöpfung nach Krankheiten; schnelle Ermüdung, die bereits nach geringer Belastung auftritt; Appetitlosigkeit, Blutarmut (Anämie); allgemeine Unruhe; Vaginalausfluss, Trockenheit und Juckreiz im Vaginalbereich; Hautausschläge, die eine eiweißartige Absonderung zeigen (wie mit Eiweiß bestrichen, das dann eintrocknet); Herzschwäche, vorwiegend im Zusammenhang mit Gicht.

Unterstützend zur medizinischen Behandlung

Gelenkergüsse

Modalitäten

Schmerzen, die zu Calcium phosphoricum passen, verschlimmern sich nachts oder in Ruhe.

Nr. 3 Ferrum phosphoricum D12 (Eisenphosphat)

Dieses Salz ist bei vielen kleinen und unterstützend bei größeren Notfällen geeignet. Ferrum phosphoricum fördert das Anhaften von Sauerstoffmolekülen an die roten Blutkörperchen und regt die Tätigkeit der blutbildenden Organe an. Mit Ferrum phosphoricum kann der Körper Entzündungen schneller ausheilen, und die Leistungsfähigkeit des Immunsystems wird gesteigert. Bei entzündlichen Erkrankungen (z. B. Erkältungen) mit Fieber benötigt der Organismus mehr Eisenphosphat. Nach Moleschott ist der Herzmuskel der Muskel, der am meisten Eisen (und ebenso Silicea) enthält.

Treten im Körper Verwertungs- und Transportstörungen der Eisenphosphat-Moleküle auf, funktioniert in der Folge der Stoffwechsel nicht optimal, der Darm wird träge, die Muskulatur ist schnell erschöpft, und die Leistungsfähigkeit des Immunsystems ist eingeschränkt.

Das Eisen in Nr. 3 Ferrum phosphoricum ist Baustein verschiedener Eiweißanteile im Körper. Dazu zählen Hämoglobin (roter

 INFO

Bereits ein leichter Eisenmangel beeinträchtigt die Gedächtnisfunktion deutlich. Dies fanden Wissenschaftler der Staatsuniversität Pennsylvania/USA 2004 heraus. Ist der Eisenspiegel im Blut im Normbereich, funktionieren Aufmerksamkeit, Kurz- und Langzeitgedächtnis optimal. Im Vergleich zu einer Gruppe Frauen mit normalem Eisengehalt im Blut und einer mit geringem Defizit waren die Frauen mit Eisenmangel zwar genauso schnell bei den Denkaufgaben, aber sie machten mehr Fehler. Bei ausgeglichenem Eisengehalt im Blut nach der Behandlung wurden die Denkaufgaben fehlerfrei gelöst.

Blutfarbstoff) und Myoglobin (roter Muskelfarbstoff) – Ferrum phosphoricum D3 fördert die Hämoglobinbildung. Eisen ist Bestandteil verschiedener Enzyme (Peroxidasen, die bei Verbrennungsprozessen mitwirken, indem sie Sauerstoff freisetzen). Eisen ist auch an der Synthese von Kollagen beteiligt, deshalb führt ein Eisenmangel zu Haar- und Nagelwachstumsstörungen.

Bei diesen Beschwerden hilft Nr. 3

Alle akuten Entzündungen wie Erkältungskrankheiten (Schnupfen, Hals-, Kehlkopf-, Ohren-, Mundschleimhaut- und Rachenentzündung, Heiserkeit, Husten) – auch mit Fieber (unter 39 °C); Magen- und Darmschleimhautentzündungen, auch mit Durchfall – z. B. nach verdorbenem Essen; rheumatisch-entzündliche Erkrankungen (rheumatoide Arthritis) im Anfangsstadium; Hautausschläge; Augenbindehautentzündung, rissige, entzündete Lippen; alle Verletzungen wie Hautabschürfungen, Schnittwunden, Quetschungen, Muskel- und Bänderzerrung, Rückenschmerzen (Hexenschuss); Verbrennungen ersten Grades (mit Rötung ohne Blasenbildung – z. B. bei Sonnenbrand); Konzentrations- und Gedächtnisschwäche, Störungen des Eisenstoffwechsels (z. B. Schwankungen des Eisenwertes im Blut), Hitzewallungen, allgemeine Erschöpfung, schwaches Immunsystem; Kopfschmerzen, auch mit Schwindel – vor allem bei pulsierenden Kopfschmerzen, auch bei/mit Blutandrang zum Kopf (Druckgefühl); entzündlich bedingte Zahnschmerzen; Zungenbrennen; Verstopfung durch Darmschwäche; zu starke oder zu frühe Menstruation; Bettnässen, Durchblutungsstörungen (und damit verbundene Gleichgewichtsstörungen); Haarwachstumsstörungen, Störungen des Eisenstoffwechsels (bei Eisenmangelanämie Nr. 3 und Nr. 8).

Unterstützend zur medizinischen Behandlung

Infektionskrankheiten wie Masern, Mumps, Röteln und Scharlach; Prostata-, Eierstock- und Eileiterentzündung; Prostatavergrößerung mit nächtlichem Harndrang; Polyarthritis; alle Blutungen an Haut- und Schleimhäuten, nächtliches Herzklopfen und Blutschwämmchen – zusammen mit Nr. 1 Calcium fluoratum D12.

Modalitäten

Vorhandene Schmerzen verschlimmern sich bei Bewegung,
Zahnschmerzen beim Genuss warmer Speisen. Bei Kälte bessern
sich Schmerzen.

Nr. 4 Kalium chloratum D6 (Kaliumchlorid)

Kalium chloratum ist vorwiegend ein Salz für die Schleimhäute.
Deshalb wird es bei Reizungen und Entzündungen von Gebärmutter, Nieren, Magen, Darm, Mund, Nase, Rachen und Speiseröhre sowie Blasenschleimhaut eingesetzt. Kalium chloratum
hat eine Beziehung zum Faserstoff. Das bedeutet, dass Nr. 4 das
richtige Salz ist, wenn klebrige, plastische (verformte) Absonde-
rungen (Faserstoff) auftreten. Kaliumchlorid löst diese und fördert den Abtransport über die Lymphgefäße. Die Heilung der
Entzündung wird dadurch beschleunigt. Weißliche, faserstoff-
artige Ablagerungen finden sich auch bei manchen Hautausschlägen (sieht aus wie Mehlpartikel) – auch dann ist Nr. 4
angezeigt. Indianer verwenden Kalium chloratum übrigens
als Küchensalz zur Förderung der Verdauung – es entsteht,
wenn sie Palmen verbrennen und die Asche als Salz verwenden (= Kaliumchlorid).

Bei diesen Beschwerden hilft Nr. 4

Hautentzündungen und Verletzungen von Haut und Schleimhaut; alle Erkältungskrankheiten (Entzündungsstadien, Seite 24)
wie Blasen-, Bronchien-, Darm-, Magen-, Mundschleimhaut-,
Nierenbecken-, Hals-, Rachen-, Mandel-, Ohren- und Nasen-
entzündungen (vorwiegend Stockschnupfen); Augen-, Lidrand-
und Gelenkentzündungen; Tubenkatarrh (Entzündung der
Eustachischen Röhre, die Verbindung zwischen Mittelohr und
Nasenrachen); Sehnen- und Schleimbeutelentzündungen der
Gelenke, rheumatische Gelenk- und Muskelentzündungen
(nach Ferrum phosphoricum) und Quetschwunden, Verstau-
chung, Schnittwunden; weiche Warzen (z. B. unter den Achseln). Tritt bei Entzündungen weißlicher Auswurf oder weiß-

liches Sekret aus Nase und Augen auf, deutet das auf Nr. 4 hin; Über- und Untersäuerung des Magens; Nierenschwäche nach durchgemachten Krankheiten; Menstruationsstörungen mit dicklich-schwärzlichem Blut; entzündliche Hautschwellungen (Ödeme) mit Rötung (zusammen mit Ferrum phosphoricum) und Couperose; bei Cellulite ist es einen Versuch wert (zusammen mit Nr. 8, Nr. 10, Nr. 17); Verbrennungen (= Entzündungen zweiten Grades).

Unterstützend zur medizinischen Behandlung

Alle infektiösen Erkrankungen (z. B. Diphtherie, Scharlach, Hepatitis), Nierenbeckenentzündung, rheumatische Entzündungen mit Schwellung der Gelenke, Brust- und Rippenfellentzündung, Beschwerden, die nach Impfungen oder einer Narkose auftreten (z. B. Hautausschläge, Haarausfall); Netzhautentzündungen, grauer Star, Krupphusten, hartnäckiger Mittelohrkatarrh und Augenhornhautentzündung.

Modalitäten

Schmerzen verschlimmern sich bei Bewegung.

Nr. 5 Kalium phosphoricum D6 (Kaliumphosphat)

Nr. 5 wirkt stärkend auf Körper, Seele und Geist – deshalb wird es bei allen Arten von Erschöpfung eingesetzt: bei geistiger, seelischer und körperlicher Erschöpfung.
Kaliumphosphat ist wichtig, damit Eiweißkörper (Hämoglobin, Myoglobin) Sauerstoff aufnehmen können. Zellen erhalten so die Grundlage für die Energieproduktion durch Verbrennungsprozesse (auch Eisenphosphat ist an diesem Geschehen beteiligt). Die Funktion unserer Zellen, vorwiegend der Muskel- und Nervenzellen, ist ohne Kaliumphosphat überhaupt nicht möglich. Treten Verteilungs- und Aufnahmestörungen von Kaliumphosphat im Körper auf, können Muskelschwäche, Depressionen, allgemeine Erschöpfung, Fäulnisprozesse im Darm, Blasenentleerungsstörungen, nervöse Verstopfung, nervös bedingter Durchfall oder Konzentrationsmangel die Folge sein.

Bei diesen Beschwerden hilft Nr. 5

Kalium phosphoricum ist das Salz für die Nerven, deshalb hilft es bei nervlicher, geistiger und körperlicher Erschöpfung (dazu zählt auch die Schwäche von Organen); Depressionen, Melancholie, Nervosität, Ruhelosigkeit und Reizbarkeit (Nr. 7 Magnesium phosphoricum D6 oder Nr. 2 Calcium phosphoricum D6 wirken bei den drei zuletzt genannten Beschwerden oft besser); Verstimmungszustände und Versagensangst, Aufmerksamkeits-, Gedächtnis- und Konzentrationsstörungen; Schlafstörungen (infolge Denkens), Erschöpfungsdepression (nach psychischer, körperlicher oder geistiger Verausgabung oder Belastung), nervöse Schwäche, nervöser Schwindel (durch Unruhe, Anspannung); Mundschleimhautentzündungen und andere Schleimhautreizungen (Schnupfen); Zahnfleischbluten, Aphthen (Mundschleimhautgeschwüre mit üblem Geruch und hellrotem Rand); Kopfschmerzen, Schmerzen und Krämpfe, vor allem wenn sie mit nachfolgender oder gleichzeitiger großer Schwäche auftreten; Magenerschlaffung und -erweiterung (es handelt sich um eine organische Schwäche); Fäulnisprozesse mit Blähungen und Winden im Darm, die durch Zersetzungsprozesse entstehen; nervöse Durchfälle; Neuralgien; nervöse Blasen- oder Darmschwäche (z. B. vor Prüfungen, Vorträgen, einer Reise); kreisrunder Haarausfall und bei motorischen Störungen nach Infektionskrankheiten sowie bei Impotenz.

Unterstützend zur medizinischen Behandlung

Herzrhythmusstörungen und Herzmuskelschwäche, schwere Depressionen, alle schweren Krankheiten, die mit Schwäche einhergehen; hartnäckige Entzündungen und Geschwüre, die übel riechen (z. B. das Unterschenkelgeschwür); Blutvergiftung; alle organischen Erkrankungen, bei denen Organe in ihrer Leistungsfähigkeit eingeschränkt sind. Zusammen mit Nr. 10 Natrium sulfuricum D6 bei Darmpilzerkrankungen.

Modalitäten

Schmerzen, die auf die Nr. 5 gut ansprechen, verschlimmern sich durch körperliche Anstrengung, Gliederschmerzen bessern sich durch leichte Bewegung.

Nr. 6 Kalium sulfuricum D6 (Kaliumsulfat)

Kalium sulfuricum ist ein Regenerationsmittel für Haut und Schleimhaut und kommt bei chronischen Entzündungen zum Einsatz, wenn die Salze Nr. 3 und Nr. 4 die Beschwerden nicht gänzlich ausgeheilt haben (Entzündungsstadien, Seite 24). Ohne Kalium sulfuricum könnten keine Reparatur- und Neubildungsprozesse an geschädigter Haut und Schleimhaut, wie sie nach Entzündungen auftreten, ablaufen. Kalium sulfuricum wird als Sauerstoffüberträger bezeichnet, da es die für alle Zellprozesse so wichtige Sauerstoffzufuhr regelt. Ohne Sauerstoff könnten in der Zelle keine Verbrennungsprozesse ablaufen – diese sind aber wichtig für die Energiegewinnung. Kalium sulfuricum, eines von den drei Sulfat-Salzen, hilft dem Organismus ebenso bei der Ausleitung von Giftstoffen, etwa wenn Eiter aus dem Körper ausgeschieden oder der Gallefluss und damit die Lebertätigkeit angeregt werden sollen (dieses Salz kommt natürlich im Lebergewebe vor). Alle Sulfat-Salze (Nr. 6, Nr. 10, Nr. 12) haben Katalysatorfunktion. Sie fördern im Körper die Ausscheidung von Stoffwechselrückständen und Toxinen (Toxine von Erregern, Fäulnistoxine aus dem Darm). Grundsätzlich ist bei chronischen Krankheiten an Nr. 6 zu denken.

 INFO

Knoblauch hemmt das Wachstum von Bakterien, Viren und Pilzen, er ist die Nahrungspflanze mit der stärksten antimikrobiellen Wirkung. Der Effekt beruht auf schwefelhaltigen Verbindungen. Wissenschaftler stellten fest, dass im Reagenzglas selbst noch eine Verdünnung von 1:125000 das Wachstum von Staphylokokken, Streptokokken, Vibrionen, Bazillen und Pilzen hemmt. Schwefelhaltige Verbindungen kommen ebenso – wenn auch nicht in dieser Konzentration – in Zwiebeln, Lauch, Schalotten und Schnittlauch vor. Auch Kohlarten und andere Kreuzblütler wie Kresse, Meerrettich und Senf wirken antibiotisch. Sie wirken hauptsächlich in den ableitenden Harnwegen.
Auch die Schwefelsalze (Sulfatsalze) der Biochemie haben eine leicht keimhemmende Wirkung.

Bei diesen Beschwerden hilft Nr. 6

Ängstlichkeit, Gefühl der Schwere und Mattigkeit, Traurigkeit, Frostigkeit; Müdigkeit und Erschöpfung aufgrund von Sauerstoffverteilungsstörungen im Körper (am besten zusammen mit Nr. 3); chronische Entzündungen (z. B. bei Haut- und Schleimhauterkrankungen), vor allem wenn gelblicher Auswurf, gelbliches Wundsekret oder gelblicher Nasenschleim vorhanden sind; Kehlkopfkatarrh, Zahn- und Kopfschmerzen; chronische Augenbindehautentzündung, chronischer Schnupfen, chronischer Rachenkatarrh, chronische Nebenhöhlen- (Kieferhöhlen, Stirnhöhle) und Mittelohrentzündung; chronische Bronchitis; Herzklopfen nach Aufregung; chronisch gewordene Magen- und Darmschleimhautentzündungen, Magenkatarrh mit chronisch gelblich belegter Zunge; chronische Blasenentzündung; Gliederschmerzen, wandernde rheumatische Schmerzen in den Gelenken und Gliedmaßen (rheumatische Gelenkentzündungen, rheumatoide Arthritis); chronische Hautausschläge, Hautabschuppungen (unterstützt die Hautzellneubildung); generell Störungen des Haar- und Nagelwachstums; Schuppenflechte (hier sind die Salze Nr. 1, Nr. 2, Nr. 7, Nr. 11 ebenso wichtig).

Unterstützend zur medizinischen Behandlung

Nierenbeckenentzündung, Blasenentzündung, Lebererkrankungen und Funktionsschwäche der Leber (ein Anzeichen dafür ist, wenn der Stuhl nicht braun, sondern gelblich aussieht oder das Augenweiß, die Skleren, leicht gelblich gefärbt sind); Scheidenausfluss (bräunlich-, gelblich-schleimig); schwere Bronchialerkrankungen (Bronchiektasien = chronische Erweiterung der Luftröhrenäste) mit Auswurf und chronischer Entzündung; Schwermetallbelastungen wie z. B. mit Quecksilber oder Blei in Kombination mit Nr. 18 Calcium sulfuratum D6.

Modalitäten

Beschwerden, die gut auf das Salz Nr. 6 ansprechen (vorwiegend Schmerzen), verschlimmern sich beim Aufenthalt in geschlossenen, warmen Räumen und gegen Abend. Sie bessern sich im Freien, bei geöffnetem Fenster und in kühler Luft. Oft besteht Verlangen nach frischer Luft.

Nr. 7 Magnesium phosphoricum D6 (Magnesiumphosphat)

Magnesium-Salze sind besonders wichtig für den Menschen. Ohne Magnesium wäre keine Übertragung von Nervenimpulsen auf die Muskeln möglich – Muskelkontraktion und -entspannung würden nicht funktionieren und 300 Funktionen, die durch Enzyme gesteuert werden, könnten ohne Magnesium im Organismus nicht ablaufen. Zusammen mit Kalzium regelt Magnesium die Durchlässigkeit der Zellmembranen (äußere Zellhäutchen), sodass Nährstoffe in die Zelle und Schlackenstoffe aus der Zelle transportiert werden können. In der Zelle ist Magnesium außerdem an der Energiegewinnung aus Glukose beteiligt. Magnesium phosphoricum wirkt vor allem bei übersteigerten körperlichen und seelischen Reaktionen wie Unruhe, Angst, Aggressivität, Nervosität, Hautjucken und Schlafstörungen beruhigend auf den Körper ein. Das Salz Nr. 7 ist das wichtigste Schüßler-Salz bei Krämpfen, Schmerzen und Erregung. Magnesiumphosphat verlangsamt die vom Nerv zum Muskel übertragenen Impulse – dadurch wird die Intensität von Krämpfen, Koliken und Schmerzen reduziert.

Es kommt nicht nur in Nerven, Muskeln und im Gehirn vor, sondern auch im Knochen (neben Kalzium, Silizium und Phosphat). Deshalb ist es bei Knochenerkrankungen wie Osteoporose zusammen mit Kalzium und Silizium sehr wichtig.

Bei diesen Beschwerden hilft Nr. 7

Rücken-, Kopf-, Nerven- (Neuralgien mit vor allem blitzartig einschießenden Schmerzen), Zahn- und Gliederschmerzen; Muskelverspannung (schmerzhaft verspannte Schulter-Nacken-Muskeln) und Schluckauf (krampfähnliche Beschwerden des Zwerchfellmuskels); Wadenkrämpfe; Kribbelgefühl und Zittern (z. B. das nervöse Lidzittern, der Tic); organische Krämpfe wie Bauchkrämpfe, die vom Magen oder Darm ausgehen (auch mit schmerzhaften Blähungen); Gefäßkrämpfe (Morbus Raynaud, Migräne), schmerzhafte Periode mit Krämpfen; ängstliche Erregung (z. B. vor einer Prüfung), Aggression, Nervosität, Anspannung, nervliche Unruhe (z. B. Hyperaktivität), Hysterie

und Einschlafstörungen; nervös bedingter Durchfall, nervlich
bedingter Bluthochdruck, nervös bedingte Blasenschwäche
(z. B. vor einer Prüfung) und nervös bedingter »Kloß im Hals«
(Globusgefühl); Reiz-, Kitzel- und Krampfhusten; schmerzhafte
Blähungen; Hautjucken.

Unterstützend zur medizinischen Behandlung

Gallenblasen- und Nierenkoliken, schwere Neuralgien (z. B. bei
Diabetikern), Schmerzen bei Reizdarmsyndrom und nervöser
Herzenge (Beklemmungsgefühl in der Brust); Bronchialkrämpfe
mit Atemnot (Asthma); Trigeminusneuralgie; grundsätzlich alle
Schmerzen, die bei chronischen Krankheiten auftreten – z. B.
bei der rheumatoiden Arthritis.

Modalitäten

Schmerzen verschlimmern sich bei Berührung und bessern sich
durch Druck oder Wärme.

Nr. 8 Natrium chloratum D6
(Natriumchlorid, Kochsalz)

Kochsalz, das oft in den Medien negativ bewertet wird, ist bei
vielen Erkrankungen ein Heilsalz. Wie schon Paracelsus sagte:
Erst die Dosis bestimmt, ob eine Substanz ein Heilmittel oder
ein Gift ist. Dr. Schüßler erkannte den Wert des Kochsalzes
(Natrium chloratum) sehr früh und unterstrich seine einzigartige Heilwirkung. Dieses Salz übt wichtige Funktionen in
unserem Körper aus, bedeutende Stoffwechselprozesse könnten
ohne Natriumchlorid überhaupt nicht ablaufen. Die Schleimhäute von Augen, Nase und Darm beispielsweise wären ohne
die Feuchtigkeitsregulierung von Natrium chloratum trocken –
die Folge wären Augenbrennen, eine verstopfte Nase oder Verstopfung. Natrium chloratum regelt die Durchfeuchtung aller
Gewebe im Körper. Flüssigkeit benötigen auch unsere Gelenke:
Wird von den Gelenkkapseln zu wenig an die Knorpel abgegeben, kommt es zu degenerativen Veränderungen (Arthrose).
Der alte biochemische Satz: »Wenn es kracht, Nummer Acht«
sagt dies sehr treffend und meint, dass hinter dem Gelenk-

knacken bei Arthrose aufgrund von Trockenheit eine Nr.-8-bedingte Durchfeuchtungsstörung steht. Nach Moleschott soll der Knorpel sogar das Gewebe sein, das am meisten Natriumchlorid enthält. Natriumchlorid steigert die Quellbarkeit und Durchlässigkeit des Knorpels. In der Biochemie ist Natrium chloratum der Wasserregulator, denn es regelt die optimale Durchfeuchtung der Gewebe. Die wichtigsten Einsatzgebiete von Natrium chloratum sind deshalb alle Beschwerden, die mit zu viel oder zu wenig Flüssigkeit zusammenhängen. Dazu zählen zu geringe oder übermäßige Schleim- und Schweißabsonderung. Außerdem könnten ohne Natrium einige Enzyme nicht aktiviert und Verdauungssäfte nicht gebildet werden.

Bei diesen Beschwerden hilft Nr. 8

Trockenheit in Mund, Rachen, Nase und Augen; Ödeme (Hautschwellungen), tränende Augen (Tränenfluss), Sehstörungen, feuchte Aussprache (Speichelfluss) und Fließschnupfen; Verstopfung mit trocken aussehendem Stuhlgang (Schleimmangel im Darm); wässriger Durchfall, Magenkatarrh (mit Erbrechen von wässrigem Schleim); Frostigkeit und Frieren, kalte Hände und Füße (auch Nr. 3 passt dazu); Kräfteverfall, Depressionen mit Weinerlichkeit; Arthrose durch zu geringe Bildung von Gelenkschmiere aufgrund einer Ernährungsstörung des Knorpels; Rheuma und Gicht; trockene Haut. Insektenstiche; nach Dr. Hering, einem amerikanischen Zeitgenossen Schüßlers und Anwender der Biochemie, gilt Folgendes: bei Bienenstichen Nr. 8, bei Mückenstichen Nr. 9, bei Wespenstichen Nr. 10 (äußerlich und innerlich). Hautbläschen mit wasserhellem Inhalt (z. B. Lippenbläschen); Kopfhautschuppen; Cellulite (zusammen mit Nr. 10 und Nr. 17); Impotenz, Migräne – vorwiegend bei blassen Personen; Nachtschweiß.

Unterstützend zur medizinischen Behandlung
Fieberhafte Krankheiten, Polyarthritis, Malaria und Scheidenausfluss.

Modalitäten
Von Dr. Schüßler wurden keine überliefert.

Nr. 9 Natrium phosphoricum D6 (Natriumphosphat)

Phosphatsalze haben die Eigenschaft, dass sie im Körper freigewordene und belastende Säuren abpuffern und so neutralisieren. Für die Verbindung von Natrium und Phosphat gilt dies ganz besonders und deshalb hat die Nr. 9 zu allen säurebedingten Beschwerden eine Beziehung. Krankheiten, die mit »Säure« einhergehen oder bei denen Säure den Körper belastet, sind Sodbrennen (Magensäure), Fettverdauungsstörungen (Fettsäuren), Gicht (Harnsäure – die Lösung von Harnsäure ist von Phosphaten abhängig), Akne bei fettiger Haut (Fettsäure) sowie Fettsucht und Übergewicht (Fettsäuren). Sauer riechende Ausscheidungen zählen ebenfalls zu Natrium phosphoricum – z. B. sauer riechender Durchfall bei Kindern (Verdauungsstörung der Milchsäure). Dr. Schüßler schreibt, dass Natriumphosphat hilft, Nahrungsfette im Darm aufzuspalten. Bei diesem chemischen Prozess, den man Verseifung nennt, löst basisches Natriumphosphat Fett in

 INFO

Von Gegnern der Biochemie Dr. Schüßlers wird oft die geringe Menge des Salzes in den Tabletten kritisiert. So heißt es: »Was kann ein millionstel Teil bei einer D6-Potenz von beispielsweise Natrium chloratum bewirken?« Nehmen wir als Vergleich die Menge des Schilddrüsenhormons Thyroxin (auch T4 genannt). Im Gesamtblut eines Erwachsenen von etwa sechs Litern lassen sich bei normaler Schilddrüsentätigkeit durchschnittlich 65 Nanogramm nachweisen, das sind 0,00065 Milligramm. Diese geringe Hormonmenge ist für Gehirnentwicklung, Wachstum und Stoffwechsel von Bedeutung, außerdem für Wärmeproduktion sowie Fett- und Zuckerabbau. Auch die Herzfunktion ist von der Schilddrüse abhängig. Und das alles nur von 0,00065 Milligramm. Andererseits: Mit drei Tabletten Natrium chloratum D6 nehmen wir schon mehr von dem Salz auf, als Thyroxin im Körper vorhanden ist: 75 Nanogramm Kochsalz (= 0,00075 Milligramm). Warum soll diese Menge nicht ebenso vielfältige Funktionen ermöglichen und regulieren wie Thyroxin?

Alkohol und Salze auf. Das bedeutet, dass über die Nahrung aufgenommene Fette besser aufgespalten (verestert) werden und bei ausreichender Bildung von Gallensaft durch die Leber so die Verdauung verbessert wird.

Bei diesen Beschwerden hilft Nr. 9

Adipositas (Fettsucht), Gicht, Sodbrennen, Reizmagen (zu viel Magensäure), Milchunverträglichkeit (Milchsäure) und Fettverdauungsstörungen mangels Gallensäuren; Akne (bei fettiger Haut), Reiseübelkeit, heftige Mandelentzündung, Blähungen, Brechreiz, Völlegefühl und Winde. Krankheiten mit sauer riechenden Ausscheidungen wie sauer riechende Durchfälle mit Bauchschmerzen; Roemheld-Syndrom (Blähungen, Atemnot infolge eines aufgetriebenen Leibs, Herzstechen durch Kompression der Lunge); Blasen- und Harnleiterentzündung, Gelenkbeschwerden bei Gicht, Muskelkater; fettige Haut, Mitesser, Milchschorf, fettige Haare, schwammige Haut mit Hängewangen.

Unterstützend zur medizinischen Behandlung

Diabetes mellitus (Zuckerkrankheit), Störungen des Purinstoffwechsels (Gicht), Arthritis urica (Glossar, Seite 182).

Modalitäten

Von Dr. Schüßler sind keine überliefert.

Nr. 10 Natrium sulfuricum D6 (Natriumsulfat, Glaubersalz)

Dieses Salz ist das wichtigste Salz für den Verdauungstrakt und für die Anregung des Gallenflusses, es fördert die Darmtätigkeit und somit den Stuhlgang. Natrium sulfuricum ist zugleich das wichtigste Schüßler-Salz für die Ausscheidung über die Nieren, ebenso für die Entgiftung des Körpers. Das hängt mit den Sulfatmolekülen zusammen: Sie koppeln sich an Stoffteilchen, die über den ausscheidenden Stoffwechsel (Katabolismus) aus dem Körper entfernt werden sollen. Die Sulfat-Wirkung unterstützt die Leber in ihrer Funktion und regt den Gallenfluss an. Es

44

werden außerdem vermehrt Gallensäuren gebildet, beides wiederum stimuliert den Verdauungsprozess (vorwiegend die Fettverdauung) und mindert Blähungen. Regulierend auf die Darmfunktion wirkt Natrium sulfuricum bei chronischem Durchfall. Außerdem entzieht es dem Körper überschüssiges Wasser (z. B. bei Hautschwellungen/Ödemen) und reinigt das Bindegewebe von Schlackenstoffen. Da Natrium chloratum den Nährstoffeinstrom beeinflusst, steht es der Wirkung von Nr. 10 entgegen.

Bei diesen Beschwerden hilft Nr. 10

Verstopfung, Winde und Blähungen; vermehrte oder verminderte Sekretion von Gallensäuren (sichtbar an hellbraunem Stuhl oder gelblicher Verfärbung der Skleren, des Augenweißes); Störungen der Sekretabsonderung der am Verdauungsprozess beteiligten Organe wie Bauchspeicheldrüse, Gallenblase, Dünn- und Dickdarm; Wasseransammlungen im Körper (z. B. Ödeme der Unterschenkel – meist bei Frauen mit Venenschwäche im Sommer); Störungen des Fettstoffwechsels (Übergewicht); Depressionen nach Kopf- und Wirbelsäulenverletzungen, Melancholie; Katarrhe mit gelb-grünem Sekret, Grippe, chronisch-hartnäckige Schleimhautkatarrhe; Asthma und Bronchitis, die in feuchter Luft schlimmer werden; gelblich grüne Durchfälle, auch Durchfälle, die vermehrt morgens auftreten; unwillkürlicher Harnabgang, Harntröpfeln und Bettnässen; rheumatisch-entzündliche Beschwerden, die auftreten, wenn das Barometer fällt (Barometerrheumatismus); Hautbläschen mit gelblicher Flüssigkeit; nässende Hautausschläge, fettige Haut; Feigwarzen; Entzündungen wie Kupferfinnen (Rosacea).

Unterstützend zur medizinischen Behandlung

Diabetes (Zuckerkrankheit) Typ 2 – Altersdiabetes – zusammen mit Nr. 9 Natrium phosphoricum D6; Darm- und Hautpilze aufgrund seiner leicht keimreduzierenden Wirkung.

Modalitäten

Beschwerden verschlimmern sich bei feuchtem Wetter und in der Nähe von Gewässern. Sie bessern sich bei trockenem Wetter und in trockenen Räumen.

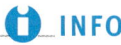 **INFO**

Diabetes ist in Deutschland weit verbreitet – so gehen Experten davon aus, dass heute bereits etwa zehn Prozent aller Deutschen, dies entspricht rund acht Millionen Personen, zuckerkrank sind. Bei 80 bis 90 Prozent der Fälle handelt es sich um einen Diabetes mellitus Typ 2 (den sogenannten Altersdiabetes). Die Zahlen wurden im Deutschen Gesundheitsbericht Diabetes 2008 veröffentlicht. Die Autoren weisen dabei auf amerikanische Untersuchungen hin. Danach tritt bei etwa 35 Prozent der Menschen während ihres Lebens Diabetes auf.

Man geht davon aus, dass auch in Deutschland, Österreich und der Schweiz etwa jeder Dritte im Lauf seines Lebens diese Krankheit entwickelt.

Nr. 11 Silicea D12 (Siliziumdioxid)

Silicea wird den Silikaten zugerechnet – das sind die Salze der Kieselsäure. Silikate finden wir überall in der Natur, z. B. im Bergkristall oder im Feldspat. Sie sind ebenso in Pflanzen wie Ackerschachtelhalm und Bambus vorhanden und verleihen ihnen Stabilität und Elastizität. Silicea besitzt eine festigende und stabilisierende Wirkung auf menschliche und tierische Gewebe und kommt in Knochen, Bändern, Sehnen, in der Haut, den Finger- und Zehennägeln, im Gelenkknorpel und im Herz vor. Deshalb ist es das wichtigste Salz für diese Gewebe und wird beispielsweise bei Arthrose oder bei Wirbelsäulenbeschwerden eingesetzt. Ist der Körper arm an Silizium, altert er schneller. In den vergangenen Jahrzehnten entdeckten Wissenschaftler, dass Silicea auf die Milz wirkt und die Produktion von immunkompetenten Zellen anregt. Das macht Nr. 11 zu einem wichtigen Salz bei Abwehrschwache, denn es aktiviert die Killerzellen. Doch dieses Salz besitzt noch eine andere wichtige Eigenschaft: Aufgrund seiner Fähigkeit, Toxine zu binden, ist es bei eitrigen Prozessen angezeigt und hemmt Fäulniszustände im Darm. In der Schulmedizin wird der Wirkstoff Dimeticon bei Blähungen und Winden verordnet – dahinter verbirgt sich nichts anderes als Silicea (Silizium).

Bei diesen Beschwerden hilft Nr. 11

Gelenk- und Knochenerkrankungen wie Arthrose (Knorpelabnutzung), Gicht und generell rheumatische Beschwerden; Haltungsschäden, Spreiz- und Plattfüße; Pseudo-Schlottergelenke (das echte Schlottergelenk entsteht durch einen Bänderriss) durch hyperelastische Bänder; Bandscheibenschwäche, Knochenhaut- und Sehnenscheidenentzündungen; Osteoporose (auch zur Vorbeugung); Abwehrschwäche, Bindegewebsschwäche; Schwund von Bindegewebe; Arteriosklerose (Gefäßverkalkung); Eiterungsprozesse und immer wiederkehrende Entzündungen (z. B. Mittelohrentzündungen); Blähungen und Winde durch übermäßige Gasbildung im Dünn- und Dickdarm; Faltenbildung im Gesicht, schlaffe Haut; weiße Flecken auf der Haut (Vitiligo); brüchige und stumpfe Haare, brüchige Finger- und Zehennägel sowie Nagelpilzerkrankungen (zusammen mit Nr. 1); trockene Haut, Akne (an Stirn, Nacken, Rücken), Schuppenflechte, empfindliche, auch raue Haut.

Unterstützend zur medizinischen Behandlung

Alle schweren chronischen Krankheiten, schwere Knochenerkrankungen wie z. B. Entzündungen oder Osteoporose (zusammen mit Nr. 1 Calcium fluoratum D12, Nr. 2 Calcium phosphoricum D6 und Nr. 7 Magnesium phosphoricum D6).

Modalitäten

Von Dr. Schüßler wurden keine überliefert.

Nr. 12 Calcium sulfuricum D6 (Kalziumsulfat)

Nr. 12, das Salz bei chronischen Entzündungen, ist ein fantastisches Heilsalz und wird viel zu selten eingesetzt. Das hängt damit zusammen, dass Schüßler selbst es kurz vor seinem Tod wieder verworfen hatte, da er den Wirkmechanismus nicht eindeutig zu klären vermochte. Dr. Schüßlers Anhänger indes entdeckten später, dass dieses Salz bei verschiedenen Beschwerden hilfreich ist. Calcium sulfuricum ist am Aufbau von Knorpelgewebe beteiligt und wirkt bei chronischen Entzündungen (Blase, Nebenhöhlen, Haut, Gelenke) oftmals besser als die anderen Salze. Es regt den Gallenfluss und die Entgiftung an und hilft bei Hauteiterungen, den Eiter nach außen zu transportieren – allerdings muss eine Hautöffnung vorhanden sein.

Bei diesen Beschwerden hilft Nr. 12

Ausscheidungsstörungen der Stoffwechsel- und Entgiftungsorgane (Darm, Lymphe, Leber/Galle und Nieren); hartnäckige Nebenhöhlenentzündungen, chronischer Schnupfen mit gelblichem Sekret, chronisch-eitrige Bronchitis und chronisch-hartnäckige und immer wiederkehrende Blasenentzündung; chronisch-rheumatische und entzündliche Gelenkerkrankungen; chronisch-eitrige Entzündungen (z. B. bei hartnäckiger Akne), Hauteiterungen wie das Gerstenkorn – sofern eine Öffnung nach außen besteht (Nr. 11 folgt auf Nr. 12 bei chronischen Eiterungen und Fistelbildung).

Unterstützend zur medizinischen Behandlung

Abszesse, Furunkel, Karbunkel (Glossar, Seite 182), Lupus (in D12), Polyarthritis und grundsätzlich alle Entzündungen, die schulmedizinisch behandelt werden müssen.

Modalitäten

Beschwerden, die auf die Nr. 12 ansprechen, verschlechtern sich durch Feuchtigkeit, in warmen Räumen, bei Zugluft; sie werden besser durch trockene Luft im Freien.

Nr. 13 Kalium arsenicosum D6 (Kaliumarsenit)

Verschiedene Ergänzungssalze optimieren die Wirkung der zwölf Funktionsmittel (Basissalze) hervorragend, und dazu zählt Kaliumarsenit. An dieser Stelle möchte ich posthum Dieter Schöpwinkel (Seite 15 und Info, Seite 50) für seine geniale Leistung und Forschung im Bereich der Ergänzungsmittel danken. Die Nr. 13 eignet sich hervorragend bei chronischen, therapieresistenten Hauterkrankungen wie z. B. eine hartnäckige Akne, die manchmal nur schleppend auf die anderen Salze reagiert. Denken Sie an dieses Salz, wenn sich mit den anderen Salzen kein Erfolg einstellen will. Oftmals genügt eine geringe Dosis von zwei bis drei Tabletten über den Tag verteilt. Bei Nervenleiden sollten Sie ebenfalls an dieses Salz denken.

Bei diesen Beschwerden hilft Nr. 13

Depressionen, Melancholie, Schlafstörungen; Schnupfen, Rachen- und Mandelentzündung; trockene Augenbindehautentzündung und Ödeme an den Augenlidern, Ohrgeräusche (Tinnitus); Bronchitis (vorwiegend die trockene Form mit Reizhusten), Asthma bronchiale; Magen- und Darmschleimhautentzündungen; schmerzhafte oder unregelmäßige Monatsblutung; Muskelzuckungen, Neuralgien, rheumatische Schmerzen (Nacken, Rücken); hartnäckige Ekzeme mit Abschuppung und Juckreiz; Schuppenflechte; trockene, schuppige, welke Haut und schmerzhafte Hautfurchen und -risse; Ekzeme zwischen Fingern und Fußzehen (Intertrigo); übermäßiges Schwitzen und generell chronische Hauterkrankungen wie Akne, vor allem wenn sich diese während der Monatsblutung verschlechtert.

Unterstützend zur medizinischen Behandlung

Nervenleiden wie Depressionen und Neurosen; Herzschwäche; Tumorerkrankungen und bösartige Geschwüre; kleine Knötchen unter der Haut; Anämie (Blutarmut mit Blässe).

Modalitäten

Beschwerden verschlimmern sich durch Kälte, abends, um Mitternacht, bei feuchter Witterung und bei Tiefdruck; außerdem treten sie oft periodisch auf.

Nr. 14 Kalium bromatum D6 (Kaliumbromid)

Wie das Salz Nr. 13 hat auch dieses Salz einen deutlichen Bezug zu chronischen Hauterkrankungen. Die Domäne der Brom-Salze lag früher in der Schulmedizin bei Hautproblemen und psychischen Erkrankungen; als dann neue Medikamente entwickelt wurden, geriet es in Vergessenheit. Im Übrigen wurde Kaliumbromid früher derart hoch dosiert, dass häufig Nebenwirkungen auftraten. Dies ist natürlich bei dem homöopathisch aufbereiteten Ergänzungssalz nicht der Fall – selbst nicht in hohen Dosen. Kalium bromatum reguliert den Schlaf-Wach-Rhythmus und hilft deshalb bei Schlafstörungen – vor allem im Alter (bei Schlafstörungen sind die Salze Nr. 7, Nr. 11 und Nr. 21 ebenfalls angezeigt). Nicht umsonst gilt es als Salz für den Schlaf.

Bei diesen Beschwerden hilft Nr. 14

Depressionen und Melancholie; Unruhezustände. Schlafstörungen – vor allem im Alter; Gedächtnisverlust, sexuelle Unlust, nächtliches Hochfahren und Aufschrecken aus dem Schlaf; Entzündungen von Kehlkopf, Mund, Rachen, Nase – besonders wenn das Sekret brennend ist; Magen-Darm-Entzündungen, Seh- und Hörstörungen, Kopfschmerzen mit Druckgefühl; Über- und Unterfunktion der Schilddrüse; Schluckauf, Asthma, Atemnot, Hustenreiz und Hustenanfälle – vor allem nachts. Menstruationsbeschwerden (Dysmenorrhoe: schmerzhafte, unregelmäßige, zu schwache oder zu starke Regelblutung), Bettnässen, Neuralgien (Nervenschmerzen), Gangstörungen und Lähmungsgefühl; Gicht und Gichtknötchen, überempfindliche und/oder trockene Haut; Schuppenflechte, diffuser Haarausfall, Ekzeme mit Borken; akneähnliche Hautausschläge, Nesselsucht und Rosacea (Kupferfinnen).

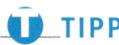 **TIPP**

Sollten Sie mit den 12 Funktionsmitteln nicht weiterkommen, dann versuchen Sie, für die Behandlung Ihrer Beschwerden Ergänzungssalze auszuwählen. Gerade bei hartnäckigen Beschwerden kann es oft wirkungsvoll sein, die Ergänzungssalze einzusetzen, bevor man resigniert. Hilfreich ist es, wenn Sie alle zwölf Ergänzungsmittel-Beschreibungen durchlesen und so entscheiden, welche Salze am besten für Sie geeignet sind.

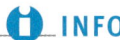 **INFO**

Dieter Schöpwinkel (1876–1946), ein großer Verfechter der biochemischen Lehre, war Biochemiker und Naturwissenschaftler und wurde 1930 von der Universität Voltaire de France (Paris) wegen seiner grundlegenden Forschung zum Professor ernannt. Er besaß außerdem mehrere ausländische Doktorgrade und war Präsident des National College of Polar-Biochemistry/Sri Venkatesh der Universität Poona in Indien. Die Reihe der biochemischen Salze hat er um neun Ergänzungssalze erweitert.

Unterstützend zur medizinischen Behandlung

Lähmungen als Folgeerscheinung von Schlaganfällen; Epilepsie, Taubheitsgefühl, Zittern, Zucken der Hände und Finger, manische Depression und Furunkel.

Modalitäten

Die Beschwerden sind bei Bewegung etwas besser, in der Ruhe sind sie schlimmer.

Nr. 15 Kalium jodatum D6 (Kaliumjodid)

Kalium jodatum ist nicht nur ein Salz zur Regulation der Schilddrüsentätigkeit, sondern neben der Nr. 1 Calcium fluoratum (Arteriosklerose) und der Nr. 7 Magnesium phosphoricum (beruhigt, wirkt besänftigend) das einzige Schüßler-Salz mit der empirisch gewonnenen Indikation Bluthochdruck. Dieses Salz wurde früher in nichtpotenzierter Form bei Pilzerkrankungen eingesetzt – als Schüßler-Salz unterstützt es neben Nr. 10 Natrium sulfuricum D6 die medikamentöse Pilzbehandlung. Kalium jodatum gilt ebenso als Spezifikum bei Husten, der durch Einatmung von Pilzsporen auftritt. Außerdem ist es bestens geeignet bei chronisch-wässrigem Schnupfen mit Schmerz und Druck in der Stirnhöhle. Generell hilft es bei allen chronischen Erkrankungen, wenn diese auf andere Salze nicht ansprechen. Vorwiegend ist es aber ein Salz für die Schleimhäute, z. B. im Mund-Rachen-Bereich, im Magen-Darm-Trakt oder in den Lungen.

Bei diesen Beschwerden hilft Nr. 15

Häufig wiederkehrende Katarrhe im Kopf-, Hals- und Rachenbereich; Abmagerung (z. B. nach Krankheiten, neben Nr. 2); kratzige Stimme mit rauem Gefühl im Kehlkopf; wässriger Fließschnupfen mit brennendem Sekret; Funktionsstörungen der Schilddrüse (Über-/Unterfunktion); Gesichtsneuralgie (Nervenschmerzen) und Allergien wie Asthma und Heuschnupfen; Tinnitus; Zahnkaries (neben Nr. 1 Calcium fluoratum); Durchfall, Blasen-/Harnleiter- und Nierenbeckenerkrankungen; Nackenschmerzen, Rückenschmerzen, Ischiasschmerzen, Kniegelenksarthrose und -arthritis, Knochenerweichung; Schmerzen der Knochenhaut (z. B. durch eine Entzündung bedingt); rheumatische Erkrankungen; Analfissuren (-furchen) – vorwiegend bei Kindern; Ödeme (Hautschwellungen); hartnäckige Akne und raue Knötchen auf der Haut.

Unterstützend zur medizinischen Behandlung

Pilzerkrankungen von Haut und Schleimhaut (z. B. Darmpilze) und Bluthochdruck.

Modalitäten

Kalium-jodatum-Beschwerden sind schlimmer bei Nässe, Kälte und nachts. Besser sind sie bei feucht-heißem Wetter und bei Bewegung an frischer Luft.

Nr. 16 Lithium chloratum D6 (Lithiumchlorid)

Die Beziehung von Lithium zu Nervenerkrankungen und Gicht ist sehr alt; die Schulmedizin wandte früher Lithium in Form von lithiumhaltigen Mineralwässern an – der Geschmack indes ist nicht jedermanns Sache. Lithium-Salze wirken ebenso auf die Eiweißsynthese – dadurch wird der Körper befähigt, Gewebe aufzubauen. Das Schüßler-Salz Lithium chloratum ist deshalb bei Abmagerung oder Gewebeschwund angezeigt. Bei übermäßiger Hautwucherung (z. B. Narbengewebe) wirkt es ebenso mit am Abbau von Fehlgewebe, und bei Gelenkerkrankungen, wenn es zu aufgetriebenen Knorpeln kommt (Arthrose). Jüngste Untersuchungen zeigen, dass Lithium eine wichtige Rolle beim Immungeschehen des Körpers spielt.

Bei diesen Beschwerden hilft Nr. 16

Gicht, Arthritis der Hüfte und der Finger- und Fußgelenke; Depressionen; Abmagerung, Abwehrschwäche; Migräne und Sehstörungen; Bauchkrämpfe, Blähungen, Winde und Magenschleimhautentzündung; generell Verhärtung und Verdickung von Gewebe (z. B. Narbenfibrose, Narbenkeloid) und Hautschwund nach Kortisonanwendung. Seborrhö (Glossar, Seite 183), Erkrankungen der ableitenden Harnwege (Harnleiter, Harnröhre); Koordinations- und Gleichgewichtsstörungen.

Unterstützend zur medizinischen Behandlung

Starke Abmagerung mit Kräfteverlust (Auszehrung), Herzerkrankungen und Sehstörungen, die zusammen mit rheumatischen Krankheiten auftreten; Nierenbecken- und Blasenentzündung; psychische Erkrankungen wie Psychosen und Depressionen; degenerative Erkrankungen (mit Gewebeentartung) wie die Alzheimer-Krankheit.

Modalitäten

Die Beschwerden sind generell morgens schlechter und beim Liegen auf der rechten Seite. Sie bessern sich im Lauf des Vormittags und bei Bewegung.

Nr. 17 Manganum sulfuricum D6 (Mangansulfat)

Mangan ist an der Aktivierung von Enzymen beteiligt, ohne die viele Funktionsabläufe im Körper nicht möglich wären. Zusammen mit Eisen wirkt es in der Zelle (Mitochondrien, den Kraftwerken der Zelle) an der Energiegewinnung im Körper mit. Mangan- und Sulfat-Ionen (= Mangansulfat) sind außerdem an der Bildung von Knorpel-, Knochen- und Bindegewebe beteiligt – deshalb wird dieses Salz auch bei Arthrose eingesetzt.

Bei diesen Beschwerden hilft Nr. 17

Anämie (Blutarmut), Abwehrschwäche und Allergien (neben anderen spezifischen Salzen); Lernstörungen, Müdigkeit, Erschöpfung, Hyperaktivität, Depressionen und Erregung (es wirkt wie viele Schüßler-Salze regulierend auf überschießende oder zu schwache Reaktionen); trockene Schleimhäute (z. B. von Mund und Augen) mit Juckreiz oder Reizhusten; Rachenentzündung, Speichelfluss und Schilddrüsenkropf trotz ausreichender Jodversorgung; Zungenbrennen, Druckgefühl in den Augen und gerötete und geschwollene und/oder entzündete Augenlider, Sehschwäche und Funkensehen; Tinnitus (vor allem pfeifende Töne), Ohrenschmerzen, Hörstörungen und Knacken im Ohr beim Schnäuzen (Hinweis auf Tubenkatarrh, Glossar, Seite 183); Bronchitis; chronische Katarrhe der Atemwege, chronische Heiserkeit und Asthma (wenn es sich bei Federkissen verschlechtert); Magen- und Darmschleimhautentzündung, Blasenentzündung; Arthritis, Arthrose, Gicht, Bandscheibenerkrankungen, Knochenwachstumsstörungen, Knochenhautentzündung, trockene Ekzeme, Schuppenflechte, heftiger Juckreiz; Cellulite; Hitzewallungen, z. B. in den Wechseljahren.

Unterstützend zur medizinischen Behandlung

Knochenhautentzündung, Osteoporose, Gangstörungen (taumelnder Gang), Parkinson-Krankheit (Paralysis agitans) sowie Wilson-Krankheit.

Modalitäten

Die Beschwerden sind schlimmer in geschlossenen Räumen, bei Erregung und nachts; ein Hinweis auf dieses Salz ist, dass oft Verlangen nach frischer Luft besteht.

Nr. 18 Calcium sulfuratum Hahnemanni D6 (Kalziumsulfid)

Dieter Schöpwinkel (Info, Seite 50) war ein großer Verfechter dieses Salzes und schrieb, dass es die am besten wirkende Kalzium- und Sulfat-Verbindung sei, die er kenne. Dieses Salz wird bei allen eitrigen Entzündungen empfohlen. Unter dem Namen Hepar sulfuris wird Calcium sulfuratum seit Hahnemanns Zeiten in der Homöopathie eingesetzt – vorwiegend bei Eiterungen. Hahnemann verordnete es seinen Patienten auch bei Schwermetallvergiftungen als Gegenmittel (Antidot).

Bei diesen Beschwerden hilft Nr. 18

Abwehrschwäche mit Infektanfälligkeit, Erschöpfung, Melancholie und Niedergeschlagenheit; eitrige Entzündungen von Haut- und Schleimhäuten, Furunkel (die Potenz D6 bringt die Eiterung zur Reife, die D12 hemmt die Eiterung, wirkt einschmelzend); chronische Mandelentzündung, chronische Hautkrankheiten und eitrige, schlecht heilende Haut; Herpesbläschen an den Lippen (wenn durch Kälte aufgetreten), Hautrisse an Händen und Füßen, empfindliche und entzündete Haut (schmerzt bei Berührung); chronische Nesselsucht, übermäßiges Schwitzen; verschleppte Bronchitis, Bronchialasthma, Heuschnupfen und chronischer Schnupfen; Durchfall; Impotenz; Kloßgefühl im Rachen und Stirnhöhlenentzündung.

Unterstützend zur medizinischen Behandlung

Schwermetallbelastung (z. B. Quecksilber, Cadmium, Blei, Kupfer), Diabetes, heftiger Husten, Osteoporose; Hornhautgeschwüre (Augen, auch Nr. 1); Abszesse; grauer Star.

Modalitäten

Beschwerden verschlechtern sich durch Luftzug und durch kalte, trockene Winde. Sie bessern sich durch Wärme. Menschen, die dieses Salz brauchen, sind häufig sehr kälteempfindlich.

Nr. 19 Cuprum arsenicosum D6 (Kupferarsenit)

Wie Mangan- und Magnesiumsalze aktiviert auch Kupfer viele Enzyme im Körper – so erst können wichtige Stoffwechselprozesse reibungslos ablaufen. Im Organismus tritt Kupfer oft zusammen mit Eisen auf. Fehlt Kupfer oder ist seine Aufnahme und Verteilung im Körper gestört, kann es zu Eisenstoffwechsel-störungen und Störungen der Knochenbildung oder zu abnormer Pigmentbildung der Haut kommen. Die amerikanische Nährstoffexpertin Adele Davis hat festgestellt, dass bei einem Mangel an Kupfer ein vorzeitiges Ergrauen der Haare auftritt (auch bei Zinkstoffwechselstörungen). Zu viel Kupfer im Körper ist ebenfalls nicht gut, wie dies beispielsweise bei der Wilson-Krankheit (Seite 141) vorkommt. Beim Abwehrkampf hilft Kupfer den sogenannten immunkompetenten Zellen ebenso wie Eisen. Dadurch wird die Abwehr gestärkt. Welcher Mechanismus genau dabei abläuft, ist noch nicht ganz geklärt. Fest steht, dass bei gesteigertem Zellstoffwechsel (z. B. durch das Abwehrgeschehen) der Kupferspiegel im Blut ansteigt.

Bei diesen Beschwerden hilft Nr. 19

Appetitlosigkeit, Anämie (Blutarmut), Abwehrschwäche und schlechte Heilung bei Krankheiten sowie andauernde Schwäche nach Krankheiten; Geschmacksstörungen, psychische Erschöpfung, Melancholie und Schlafstörungen; Migräne, Krampf des Kehldeckels (Glottiskrampf); Bronchitis mit heftigen Hustenattacken und Atembeschwerden, auch asthmatoide (asthma-ähnliche) Bronchitis; Durchfall mit Krämpfen; Magen- und Darmschleimhautentzündungen; Krämpfe (Waden- und Gebärmutterkrämpfe) und Muskelzuckungen; Pigmentstörungen der Haut (z. B. Vitiligo, Seite 139), vorzeitiges Ergrauen der Haare; Ödeme (Hautschwellungen).

Unterstützend zur medizinischen Behandlung

Wilson-Krankheit (in D30), Angina pectoris und generell Herzschmerzen, Asthma, Herzneurose (nervös bedingte Herzschmerzen); Osteoporose (neben anderen Salzen), Morbus Raynaud (Seite 183); Nierenschwäche mit Ödembildung.

Modalitäten

Die Beschwerden werden schlimmer vor der Regelblutung, bei Neumond, nachts und bei Kälte sowie durch Erbrechen oder Berührung; sie bessern sich beim Trinken von kaltem Wasser und nach Schwitzen.

Nr. 20 Kalium Aluminium sulfuricum D6 (Kalium-Aluminium-Sulfat, Alaun)

Kalium-Aluminium-Sulfat hilft bei vielen Beschwerden durch seine zusammenziehende Wirkung; das ist z. B. bei kleinen Wunden von Vorteil, die nach dem Rasieren auftreten. Die zusammenziehende Wirkung hilft aber auch, übermäßiges Schwitzen zu stoppen – deshalb ist Alaun in Deodorants und schweißhemmenden Cremes enthalten. Die Biochemie setzt dieses Salz ebenso als fäulnishemmendes Salz ein, außerdem bei Entzündungen wie Wunden und Aufquellungen von Gewebe (z. B. Narbengewebe). Die wichtigste Heilanzeige dieses Salzes indes sind chronische Schleimhautentzündungen.

Bei diesen Beschwerden hilft Nr. 20

Darmschleimhaut- und Magenschleimhautentzündung, Verstopfung, chronischer Rachenkatarrh mit starkem Auswurf, chronischer Bronchialkatarrh; Gedächtnis- und Konzentrationsschwäche sowie Vergesslichkeit im Alter; leichte Depressionen; Fußschweiß, Nachtschweiß und vermehrtes Schwitzen; Tränen- und Speichelfluss, Schwindel; Blasenschwäche mit unwillkürlichem Harnabgang (Harninkontinenz), Bettnässen und Zwischenblutungen bei Frauen.

Unterstützend zur medizinischen Behandlung

Heftige Magen- und Darmkoliken mit Durchfall.

Modalitäten

Die Beschwerden werden schlimmer durch Bettwärme, nach dem Essen und in geschlossenen Räumen. In frischer Luft werden sie besser.

Nr. 21 Zincum chloratum D6 (Zinkchlorid)

Zinksalze wurden bereits im 16. Jahrhundert von dem großen Arzt und Naturforscher Paracelsus (richtiger Name: Philipp Theophrastus Bombastus von Hohenheim, 1493–1541) bei vielen Erkrankungen eingesetzt, aber erst in den vergangenen Jahren intensiv erforscht. Zink ist ein wichtiger Mineralstoff für das Immunsystem und hilft auch bei Hautproblemen und psychischen Beschwerden. Zink ist außerdem bei Diabetes hilfreich.

Bei diesen Beschwerden hilft Nr. 21

Abwehrschwäche mit immer wiederkehrenden Infekten und körperliche Schwäche (nach Krankheiten); Störungen der Wundheilung bei schlechter Heiltendenz von Haut und Schleimhäuten nach Verletzungen; generell Hauterkrankungen wie Akne, chronische Ekzeme sowie empfindliche Haut; Nagel- und Haarwachstumsstörungen und vorzeitiges Ergrauen der Haare; kindliche Wachstumsstörungen, Hyperaktivität, Unruhe und Depressionen; niedriger Blutdruck; nervöse Zuckungen (auch mit Krämpfen); Kopfschmerzen (vorwiegend am Hinterkopf), Nervenschmerzen und Taubheitsgefühl; Schlafstörungen aufgrund von innerer Unruhe und Aufschrecken im Schlaf; Rückenschmerzen.

Unterstützend zur medizinischen Behandlung

Prostataerkrankungen (Entzündung, Vergrößerung), Diabetes (Zuckerkrankheit) und Krampfadern.

Modalitäten

Die Beschwerden werden schlimmer bei Berührung, während der Regelblutung, zwischen 17 bis 19 Uhr und durch Weingenuss. Sie bessern sich durch Essen und Lärmeinfluss.

Nr. 22 Calcium carbonicum Hahnemanni D6 (Kalziumkarbonat)

Calcium carbonicum wird aus den Schalen der Auster hergestellt – heute ist es noch Bestandteil von Zahnpulvern. Calcium carbonicum ist vor allem ein wichtiges Konstitutionsmittel bei pastösen (fülligen, aufgedunsenen) Personen, die unter Haut-, Knochen- und Lympherkrankungen oder -schwäche leiden und zu Allergien tendieren.

Bei diesen Beschwerden hilft Nr. 22

Appetitlosigkeit und Fettsucht/Übergewicht; Neigung zu Haut-
und Schleimhautallergien wie Heuschnupfen, Hautekzeme wie
Milchschorf und Neurodermitis; Ängstlichkeit, Depressionen,
unruhiger Schlaf, körperliche und geistige Erschöpfung (Burn-
out-Syndrom – neben Nr. 5 und Nr. 7); Vergesslichkeit, chronische Mandelentzündung und vergrößerte Mandeln und/oder
Nasenpolypen (vor allem bei Kindern); chronisch verstopfte
Nase, chronische Magen- und Darmschleimhautentzündungen,
Sodbrennen; Knochenwachstumsstörungen, Knochenhautent-
zündungen; übermäßiges Schwitzen, Kopfschweiß.

Unterstützend zur medizinischen Behandlung

Diabetes, Osteoporose, Prostatavergrößerung, Asthma bronchiale, Schilddrüsenfunktionsstörungen und Bluthochdruck.

Modalitäten

Die Beschwerden werden schlimmer nach Anstrengung (geistig,
körperlich); sie bessern sich in trockenem Klima, Ruhe.

Nr. 23 Natrium bicarbonicum D6 (Natriumbikarbonat, Natron)

Natriumbikarbonat neutralisiert belastende Säuren im Körper
und ist ein wichtiges verdauungsförderndes Salz – deshalb wird
es in der Biochemie vorwiegend bei Verdauungstörungen eingesetzt. Dieses Salz ist von Natur aus in unserem Bauchspeichel
enthalten, deshalb ist es so hilfreich bei Verdauungsstörungen.

Bei diesen Beschwerden hilft Nr. 23

Magen- und Darmschleimhautreizungen, saures Aufstoßen und
Völlegefühl nach schweren Mahlzeiten; Winde und Blähungen;
Anämie (Blutarmut); kalte Füße, empfindliche und geschwollene Füße; Störungen des Stoffwechsels (Um-, Auf- und Abbau
von Nährstoffen) – z. B. des Fettstoffwechsels; Insektenstiche
mit Schmerzen und Schwellung (Breiumschlag mit Tabletten);

trockene Haut und chronische Hautbeschwerden, Hautentzündungen wie hartnäckige Akne; Gicht, indem es harnpflichtige Substanzen (Harnsäure) aktiviert und ausscheidet; chronischer Nasenkatarrh mit dickflüssigem Schleim.

Unterstützend zur medizinischen Behandlung

Gicht und Bauchspeicheldrüsenschwäche.

Modalitäten

Beschwerden, die gut auf dieses Salz ansprechen, verschlimmern sich durch Sitzen, Sommerhitze, Gewitter, durch geistige Anstrengung, Zugluft und Wetterwechsel. Sie bessern sich durch Bewegung und in mäßiger Temperatur.

Nr. 24 Arsenum jodatum D6 (Arsentrijodid)

Nr. 24 hilft besonders bei chronischen Hauterkrankungen, vor allem wenn die anderen Salze nicht befriedigend wirken. Es hat sich generell bei Abmagerung und Erschöpfung nach langwierigen Krankheiten bewährt und aktiviert die Abwehr.

Bei diesen Beschwerden hilft Nr. 24

Angst und Unruhe, körperliche Schwäche; Gewichtsverlust; akuter und chronischer Schnupfen (Heuschnupfen), Nebenhöhlenentzündungen; Funktionsstörungen der Schilddrüse; chronische Bronchitis; Hautausschläge (nässende Hautausschläge, jugendliche und hartnäckige Akne, Schuppenflechte und Kupferfinnen); Magenschleimhautentzündung.

Unterstützend zur medizinischen Behandlung

Lungenerkrankungen wie Asthma bronchiale, die den Körper stark schwächen; Unterschenkelgeschwüre, Wundliegen.

Modalitäten

Das Hautbild wird schlimmer durch Waschen, Kälte und extreme Temperaturen (hoch, tief); die Beschwerden bessern sich durch Essen. Oft besteht Verlangen nach frischer Luft.

Chronische Beschwerden
von A bis Z

Leiden Sie unter chronischen Beschwerden und kommen nicht ohne vom Arzt verordnete Langzeitmedikamente aus, möchten aber zusätzlich etwas für Ihre Gesundheit und zur Stärkung Ihrer Organfunktionen tun? Dann empfehle ich Ihnen die Schüßler-Salze. Dieser Kompass ist so konzipiert, dass die angegebenen Schüßler-Salze zur unterstützenden Behandlung der ärztlichen Medikation zu verstehen sind. Aus diesem Grund habe ich bei jeder Erkrankung den Hinweis »Unterstützend zur schulmedizinischen Behandlung« weggelassen.

Sollte sich bei Ihnen eine Besserung des Befindens einstellen, so sprechen Sie bitte mit Ihrem behandelnden Arzt, ob Langzeitmedikamente reduziert oder eventuell abgesetzt werden können. Mit den Schüßler-Salzen und den zusätzlichen Hinweisen aus der Naturheilkunde ist es auch möglich, chronische Beschwerden auszuheilen – darauf dürfen Sie stets hoffen. Das beruht darauf, dass die Naturheilkunde einen anderen Heilansatz hat als die Schulmedizin. Aus der Naturheilkunde bekommen Sie viele Tipps, die zusätzliche Therapie-Möglichkeiten beinhalten. Sie alle haben sich in meiner Praxis in nahezu zwei Jahrzehnten bewährt, weshalb ich Ihnen diese zusätzlichen Hinweise zur Selbsthilfe sehr ans Herz legen möchte. Bei vielen Beschwerden hat erst die Kombination von Schüßler-Salzen und naturheilkundlichen Therapien zum Erfolg geführt.

Ich wünsche Ihnen, dass Sie mit Schüßler-Salzen und der Naturheilkunde gesund werden oder sich wieder wohler fühlen – auch trotz schulmedizinischer Behandlung und der Einnahme von Langzeitmedikamenten. Bei den Beschwerden lesen Sie mehrere Hinweise für zusätzliche Behandlungsmöglichkeiten (»Zusätzlich hilft«). Sie alle haben sich in der Praxis bewährt und können kombiniert werden. Sollte die eine oder andere Methode bei Ihnen nicht anschlagen, können Sie aus den anderen Ihre Alternative(n) wählen.

Akne – Acne inversa, Acne vulgaris

- **Allgemeines:** Die Acne vulgaris, die »gewöhnliche« Akne, ist die verbreitetste Form der Akne. Sie kann sowohl im Gesicht als auch auf dem Rücken und der Brust auftreten. Dagegen ist die Acne inversa eine äußerst hartnäckige und aggressive Krankheit, die sich sowohl am Gesicht als auch am ganzen Körper manifestieren kann.

- **Symptome:** Bei der Acne inversa kommt es zu schweren Entzündungen der Talgdrüsen und Haarfollikel an Achselhöhlen, Leisten und Gesäßspalte.

- **Ursachen:** Die Entstehung der Krankheit ist nicht eindeutig geklärt, allerdings wurde beobachtet, dass Nikotinmissbrauch dabei eine Rolle spielt.

- **Sonstiges:** Die ärztliche Behandlung stützt sich auf Antibiotika, auch über Monate hinweg, sowie auf operative Eingriffe (Hautschnitte). Selten heilt die Acne inversa bei derartigem Vorgehen vollständig aus. Der Nachteil ist, dass Antibiotika die natürliche Darmflora schädigen und dadurch das »darmassoziierte Immunsystem« (Glossar, Seite 182) schwächen.

Behandlung mit Schüßler-Salzen

- › Beginnen Sie die Behandlung mit der zwei- bis vierwöchigen Sulfat-Kur (Seite 69). Danach machen Sie mit der Akne-Kur weiter. Nehmen Sie dafür die folgenden Salze über den Tag verteilt ein (jeweils 2–4 Tabletten): Nr. 13 Kalium arsenicosum D6, Nr. 18 Calcium sulfuratum D6 und Nr. 24 Arsenum jodatum D6. Kurdauer: 8–12 Wochen.
- › Als weitere Salze sind geeignet: Nr. 3 Ferrum phosphoricum D12, Nr. 11 Silicea D12 und Nr. 15 Kalium jodatum D6 (Dosierung, Seite 17).

Zusätzlich hilft

Hochfrequenztherapie (Seite 178); Gesichtsdampfbäder mit Kamillenextrakt (Seite 178); Eigenurintherapie (Seite 177); spagyrische Eigenurin- und Eigenbluttherapie (Adressen, Seite 186); Bioinformative Therapie nach Dr. Ludwig (Seite 173);

Dolomit-Pulver (Seite 176); Lasertherapie (Seite 179); Algenpräparate, sie enthalten natürliche Vitamine und Mineralstoffe
(Apotheke, einzunehmen nach Packungsanleitung).

Lassen Sie von Ihrem Arzt oder Heilpraktiker in einem Fach-
labor (Darmsanierung, Seite 176 | Adressen, Seite 186) den
Stuhlgang untersuchen, um festzustellen, ob die »guten« Keime
in Normalverteilung vorhanden sind und ob aggressive Keime
oder Pilze Ihren Körper belasten.

Birkensaft (Seite 178); Bach-Blüten (Seite 173): Nr. 10 Crab
Apple (Gefühl, unrein zu sein), Nr. 33 Walnut (Pubertät);
generell zum Entgiften: Ölziehen (Seite 181); kolloidales Silber
(Seite 179); Bierhefepräparate, z. B. flüssige Bierhefe (Reform-
haus, einzunehmen nach Packungsanleitung).

Alzheimer-Krankheit, Morbus Alzheimer

- **Allgemeines:** Die Alzheimer-Krankheit, benannt nach dem
deutschen Psychiater Alois Alzheimer, tritt meist zwischen
dem fünften und sechsten Lebensjahrzehnt auf und ist eine
fortschreitende Erkrankung mit Schwund und Zelluntergang
der Großhirnrinde (Atrophie). Innerhalb von Monaten bis
zu Jahren entwickelt sich die Demenz. Demenz ist ein Ober-
begriff für den Verlust erworbener intellektueller Fähigkeiten.
Sie wirkt sich hauptsächlich auf das Gedächtnis aus.

- **Symptome:** Merkschwäche, Denk- und Wahrnehmungsstörun-
gen, Wortfindungsschwierigkeiten. Im Lauf der Zeit kommt es
zu einer langsam fortschreitenden Veränderung der Persön-
lichkeit infolge der Hirnschädigung. Zunehmende Desorien-
tierung, Sprach- und Handlungsstörungen sind weitere
Anzeichen für diese Form der Demenz.

- **Ursachen:** Man vermutet, dass eine Verringerung bestimmter
Rezeptoren im Gehirn (Nikotinrezeptoren) eine Rolle spielen
– sie sind dafür verantwortlich, dass der Nervenbotenstoff
Acetylcholin, der die Informationen zwischen dem Zentralnervensystem (ZNS) und den Nerven des Parasympathikus
weiterleitet, »andocken« kann. Fehlen diese Rezeptoren, ist
die Informationsweiterleitung im Gehirn gestört.

■ **Sonstiges:** Untersuchungen haben gezeigt, dass Gemüts-
kranke, die mit Lithiumpräparaten behandelt werden, eine
deutlich geringere Wahrscheinlichkeit haben, an Alzheimer
zu erkranken. Die Forscher glauben, dass dieses Salz den
Fortschritt degenerativer Hirnstörungen verlangsamen kann.
Neben dem Schüßler-Salz Nr. 16 bieten lithiumhaltige Mineralwässer (Bad Mergentheimer Albertquelle) eine Möglichkeit, Lithium aufzunehmen.

Behandlung mit Schüßler-Salzen

› Bei Wahrnehmungs- und Koordinationsstörungen und Gewe-
  beveränderungen/-schwund: Nr. 16 Lithium chloratum D6
  (Dosierung, Seite 17)
› Bei Verhärtung und fortschreitender Veränderung von Ge-
  webe: Nr. 1 Calcium fluoratum D12 (Dosierung, Seite 17)
› Generell bei altersbedingten Erkrankungen: Nr. 11 Silicea D12
  (Dosierung, Seite 17)

Zusätzlich hilft

Grüner Tee, 2–4 Tassen pro Tag; Eigenurintherapie (Seite 177);
ansteigende Fußbäder (Seite 170); Hochfrequenzbestrahlung
(Seite 178); Bioinformative Therapie (Seite 173); Dolomit-Pulver (Seite 176); Magnesiumchlorid-Kur (Seite 180).

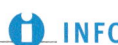 **INFO**

Im Jahr 2000 veröffentlichte die britische Universität Newcastle
eine Untersuchung über den Einfluss von Arzneipflanzen bei Alzheimer. Man suchte nach Pflanzen, die auf die Nikotinrezeptoren
wirken. Festgestellt wurde, dass alkoholische Auszüge aus Zitro-
nenmelisse, Wermut und Honigmelonen-Salbei am besten wirken. Ein Jahr später teilte die Universität in Alabama mit, dass
Phytoöstrogene in der Sojapflanze das Alzheimer-Risiko von
Frauen mindern. Phytoöstrogene (Isoflavone) verringern nach
den Wechseljahren das Risiko von Veränderungen an Proteinen
im Gehirn, die mit Alzheimer in Verbindung gebracht werden.

Arthritis, rheumatoide

■ **Allgemeines:** Die rheumatoide Arthritis wird ebenso als primär chronische Polyarthritis (PCR) bezeichnet.

■ **Symptome:** Entzündungen an mehreren Gelenken; sie können gleichzeitig und auch nacheinander auftreten; Muskelschmerzen, Druck-, Bewegungs- und Schwellungsschmerzen.

■ **Ursachen:** Autoimmunprozesse und bakterielle Infektionen werden als Ursachen diskutiert. Ganz genau weiß man aber nicht, wodurch es zu diesem Krankheitsbild kommt.

Behandlung mit Schüßler-Salzen

› Bei Arthrose, Arthritis und Weichteilrheuma ist die Rheuma-Kur am besten geeignet. Die folgenden Salze benötigen Sie: Nr. 4 Kalium chloratum D6 – wirkt Entzündungen entgegen, Nr. 10 Natrium sulfuricum D6 – regt die Ausscheidung von Entzündungsstoffen an und wirkt entzündungshemmend,

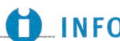 **INFO**

Prof. Dr. med. Lothar Wendt, Frankfurt, hat festgestellt, dass durch Eiweißüberschuss verschiedene Krankheiten wie Bluthochdruck, Herz- und Gelenkerkrankungen entstehen können oder chronisch werden. Er entdeckte einen Zusammenhang mit dem Hämatokritwert im Blut. Dieser Wert gibt den prozentualen Anteil des Volumens aller roten Blutkörperchen am Gesamtblut an. Die offizielle Medizin sieht bei Männern 43,2 bis 49,2 Prozent, bei Frauen 36,8 bis 45,4 Prozent als normal an. Wendt stellte fest, dass der ideale Wert für beide Geschlechter zwischen 35 und 42 Prozent liegt. Den Hämatokritwert finden Sie auf jedem Blutbefund als HK, Hkt oder Hct angegeben. Wendt machte die Erfahrung, dass Aderlässe und Natronpulver (morgens 3 Tabletten oder 1 TL in Wasser) die Fließeigenschaften des Blutes verbessern und hohen Blutdruck auf natürliche Weise senken, denn der Organismus »verdünnt« verloren gegangenes Blut mit Wasser.

Nr. 17 Manganum sulfuricum D6 – wirkt aufbauend auf den Gelenkknorpel, Nr. 22 Calcium carbonicum D6 – stabilisiert die Knochen, Nr. 11 Silicea D12 – fördert ebenfalls den Aufbau des Knorpels. Die Nr. 7 Magnesium phosphoricum D6 – wirkt schmerzstillend. Von jedem Salz nehmen Sie 2–4 Tabletten und lösen diese als Schüßler-Drink in einem Glas heißem Wasser auf. Füllen Sie die Lösung in eine Flasche und trinken Sie sie tagsüber schluckweise leer (je öfter Sie einen Schluck nehmen, desto besser; jeden Schluck eine Weile im Mund belassen). Wichtig: Schütteln Sie die Flasche vor jedem Schluck, um die Salze gleichmäßig im Wasser zu verteilen.
Zusätzlich legen Sie sich über Nacht einen Salbenverband aus je einem Salbenstrang der Salbe Nr. 1 und Salbe Nr. 11 an. Kurdauer: 6 Wochen, auch länger.

> Generell bei chronischen Gelenkentzündungen: Nr. 4 Kalium chloratum D6 und Nr. 6 Kalium sulfuricum D6 (alternativ Nr. 12 Calcium sulfuricum D6) sowie die Salbe Nr. 6 (Dosierung, Seite 17)
> Bei zusätzlicher Arthrose an den Gelenken: Salbe Nr. 11 (Dosierung, Seite 18)

Zusätzlich hilft

Spagyrische Eigenurin- und Eigenbluttherapie (Seite 177); Magnesiumchlorid-Kur (Seite 180)

Arthrose

■ **Allgemeines:** Die Arthrose ist eine degenerative Gelenkerkrankung, d. h., nach und nach baut sich das Knorpelgewebe ab. Der Knorpel ist hart, rissig und brüchig. Wird rechtzeitig mit der naturheilkundlichen Behandlung begonnen, bestehen gute Erfolgsaussichten allerdings müssen hierfür mehrere Aspekte berücksichtigt werden.

■ **Symptome:** Bewegungsschmerzen, z. B. beim Treppengehen, morgendliche Anlaufschwierigkeiten

■ **Ursachen:** Übergewicht (das Gewicht belastet die Knorpel, vor allem in den Kniegelenken), Bewegungsmangel (Bewegung ist das A und O für die Regeneration des Knorpels), einseitige Ernährung (Süßigkeiten, Kuchen, Schweinefleisch), Darmpilze, Übersäuerung des Körpers

■ **Sonstiges:** Ist die Arthrose zu weit fortgeschritten, wird man um eine Gelenkersatzoperation nicht herumkommen. Diese sollte jedoch wirklich am Ende aller Überlegungen stehen, denn trotz inzwischen häufig durchgeführter Operationen bestehen immer noch Risiken, vor allem bei chronisch Kranken, die unter zusätzlichen Beschwerden leiden.

Behandlung mit Schüßler-Salzen

› Gegen Verhärtungen von Gewebestrukturen (harte Aufquellung des Knorpels): Nr. 1 Calcium fluoratum D12 (Dosierung, Seite 17)
› Führen Sie die Rheuma-Kur durch (Seite 64)
› Zur Regeneration des Knorpels: Nr. 11 Silicea D12/D6/D3 (Dosierung, Seite 17)
› Zur Anregung der Gewebedurchfeuchtung und um die Bildung von Gelenkschmiere (Synovialflüssigkeit) anzuregen: Nr. 8 Natrium chloratum D6 (Dosierung, Seite 17)
› Gegen die teils heftigen Schmerzen: Nr. 7 Magnesium phosphoricum D6 als »Heiße Sieben« (Seite 17) – auch mehrmals am Tag (Dosierung, Seite 18)
› Bei Kniegelenksbeschwerden (Arthritis/Arthrose): Nr. 15 Kalium jodatum D6 (Dosierung, Seite 17)

Zusätzlich hilft

Dolomit-Pulver (Seite 176); Hochfrequenztherapie (Seite 178); blutiges und trockenes Schröpfen (Seite 181); Ausdauertraining nach Dr. van Aaken (Laufen bei Kniegelenksarthrose, Radfahren bei Hüftgelenksarthrose – Seite 171); Nahrungsergänzungsmittel, die Glucosamin, Sternumkollagen, Chondroitin und MSM (Methyl Sulfonyl Methan) enthalten (Apotheke, einzunehmen nach Packungsanleitung); Biomechanische Stimulation (Seite 174); Magnesiumchlorid-Kur (Seite 180); Lasertherapie (Seite 179); ansteigende Fußbäder (Seite 170); Schwefelbäder (Apotheke/Reformhaus, einzunehmen nach Packungsanleitung).

Asthma, Bronchialasthma

- **Allgemeines:** Asthma ist eine Erkrankung der Atemwege. Die andauernde Entzündung der Bronchialschleimhaut führt zur Verengung und zu anfallartigen Verkrampfungen der Bronchialmuskulatur. Durch die Verkrampfung der feinen Verästelungen in der Lunge kommt es zur reduzierten Ausatmung. Dies ist ein größeres Problem als die mangelhafte Einatmung.

- **Symptome:** Es kommt zu Luftnot, Husten, pfeifender Atmung und Engegefühl in der Brust.

- **Ursachen:** Häufig Allergien, z. B. auf Pollen, Tierhaare und Hausstaubmilben. Körperliche Belastung, Medikamente, Schadstoffe, Infekte oder psychische Beschwerden können ebenfalls zu Asthma führen.

- **Sonstiges:** Inzwischen (2007) leiden in Deutschland sechs Prozent der Erwachsenen und über zehn Prozent der Kinder an Asthma und Allergien. Schulmediziner verordnen Bronchospasmolytika (lösen den Bronchialkrampf) und Cortison (hemmen allergische Reaktion und Entzündung).

Behandlung mit Schüßler-Salzen

› Bei Asthma hat sich in meiner Praxis das Asthma-Schema bewährt: Vor dem Frühstück Nr. 5 Kalium phosphoricum D6, vor dem Mittagessen Nr. 6 Kalium sulfuricum D6, abends Nr. 7 Magnesium phosphoricum D6 – alle Salze als »Heiße Sieben« (Seite 18)

› Bei Asthma, das durch feuchte Luft ausgelöst wird: Nr. 10 Natrium sulfuricum D6 (Dosierung, Seite 17)

› Bei Schwäche und Kräfteverfall, wenn die Atemwege trocken sind: Nr. 8 Natrium chloratum D6 (Dosierung, Seite 17)

› Bei Asthma durch psychische Erregung: Nr. 7 Magnesium phosphoricum D6 und Nr. 14 Kalium bromatum D6 (Dosierung, Seite 17)

› Ebenfalls geeignet bei hartnäckigen Beschwerden: Nr. 17 Manganum sulfuricum D6, Nr. 18 Calcium sulfuratum D6, Nr. 19 Cuprum arsenicosum D6 und Nr. 21 Zincum chloratum D6 (Dosierung, Seite 17)

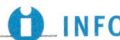 **INFO**

Der Physiker Dr. Wolfgang Ludwig hat festgestellt, dass Pollen, deren Schwingung bzw. Information mit einem Magnetfeld auf den Patienten übertragen wird, Allergien ausheilen können. Zusätzlich zum Magnetfeld (so stark wie das Erdmagnetfeld) werden auf den Patienten verschiedene natürliche Signale der Umwelt übertragen. Das sind Geomagnetwellen (sie kommen natürlich in der Erde vor) und Schumann-Frequenzen (Seite 173). Ist ihre Übertragung auf den Menschen eingeschränkt, kann sich der Körper schlecht regenerieren – Krankheit ist die Folge. Dr. Ludwig entdeckte, dass Stromleitungen, asphaltierte Straßen, Betonbauten und Elektrosmog die ungehinderte Übertragung dieser Frequenzen erschweren.

Zusätzlich hilft

Eigenurin- und/oder Eigenbluttherapie (Seite 177); Dolomit-Pulver (Seite 176); Cytolisa-Test (Seite 175); Schröpftherapie des Rückens (Seite 181); Hochfrequenztherapie (Seite 178); Bioinformative Therapie nach Dr. Ludwig (Seite 173); bei allergischem Asthma: eine Kur mit Zwiebelsaft (Apotheke/Reformhaus, einzunehmen nach Packungsanleitung); ansteigende Fußbäder (Seite 170). Buteyko-Atemtechnik: Diese Atemtechnik des russischen Professors Buteyko ist einzigartig und stellt die westlichen Atemtechniken auf den Kopf. Buteyko fand 1980 heraus, dass durch Veränderung des Atmens Asthma-Symptome bis zu 90 Prozent zurückgehen (Seite 175). Bach-Blüten (Seite 173): Nr. 18 Impatiens (bei innerer Anspannung) und Nr. 3 Beech (bei überschießenden Reaktionen).

Bechterew-Krankheit, Morbus Bechterew

■ **Allgemeines:** Bei der Bechterew-Krankheit handelt es sich um eine chronische Entzündung der Wirbelsäule, der Kreuzbeingelenke und großen Gelenke. Gesichert wird die Diagnose durch eine Blutuntersuchung, bei der ein spezielles Antigen (HLA B-27) bestimmt wird.

- **Symptome:** Frühsymptome sind nächtliche und frühmorgendliche Steifheit sowie ein tiefsitzender Schmerz im Gesäß und Kreuz. Dieser strahlt in die Beine aus. Schreitet die Krankheit voran, treten Bewegungseinschränkungen der Wirbelsäule sowie Atembeschwerden auf.

- **Ursachen:** Es werden genetische Defekte vermutet.

- **Sonstiges:** Die Schulmedizin wendet entzündungshemmende Rheuma-Medikamente, Kortison oder Operationen zum Aufrichten der Wirbelsäule an.

Behandlung mit Schüßler-Salzen

› Mit Schüßler-Salzen lässt sich die Behandlung der Bechterew-Krankheit wirkungsvoll unterstützen. So können die Symptome häufig gelindert oder ein Fortschreiten verzögert werden: für Knochen und Bänder Nr. 1 Calcium fluoratum D12, für Bindegewebe, Gelenke Nr. 11 Silicea D12, bei Erkrankungen mit Gewebeveränderungen Nr. 16 Lithium chloratum D6; als Dosierung aller Salze gilt die Regeldosierung (Seite 17).

› Nehmen Sie zwischendurch immer wieder für 3–4 Wochen zusätzlich die Nr. 18 Calcium sulfuratum D6.

› Reiben Sie zusätzlich mit den Salben Nr. 1 und 11 die Wirbelsäule ein (eine morgens, eine abends). Auch die Schüßler-Lotionen von Nr. 1 und Nr. 11 sind geeignet.

 TIPP

Bei chronischen Beschwerden hat sich in meiner Praxis die Sulfat-Kur zu Behandlungsbeginn bewährt. Sie regt den Stoffwechsel und die Ausscheidung von Schlacken an, wirkt entzündungshemmend und fördert die Darmtätigkeit. Nehmen Sie die folgenden Salze für 2–4 Wochen ein. Vor dem Frühstück die Nr. 12 Calcium sulfuricum D6, vor dem Mittagessen die Nr. 10 Natrium sulfuricum D6 und vor dem Schlafengehen die Nr. 6 Kalium sulfuricum D6 – alle Salze als »Heiße Sieben« (Seite 18). Legen Sie zusätzlich einen Leberwickel an (Seite 156).

Zusätzlich hilft

Eigenblut- und Eigenurintherapie (Seite 177); Bioinformative
Therapie nach Dr. Ludwig (Seite 173); Einreibungen mit Johan-
niskraut-Öl; ansteigende Fußbäder (Seite 170); Quarkpackun-
gen der Wirbelsäule; Basenfußbad (Seite 126).
Achten Sie bei der Ernährung auf eine tiereiweißfreie Kost.
Auch Nachtschattengewächse wie Tomaten und Kartoffeln soll-
ten Sie meiden.
Außerdem sind hilfreich: Dolomit-Pulver (Seite 176) oder die
Magnesiumchlorid-Kur (Seite 180); Biomechanische Stimula-
tion (Seite 174); Schröpftherapie (Seite 181).

Borreliose

■ **Allgemeines:** Inzwischen erkranken mehr Menschen durch
einen Zeckenbiss an Borreliose als an Frühsommer-Meningo-
enzephalitis (FSME) – ebenfalls eine durch Zecken übertra-
gene Infektionskrankheit. Inzwischen werden auch andere
Überträger als Zecken, z. B. Stechmücken, diskutiert. Der Ethnobotaniker Prof. Dr. Wolf-Dieter Storl (Literatur, Seite 184)
spricht sogar davon, dass durchgemachte Impfungen die Entstehung einer Borrelien-Infektion begünstigen.

■ **Symptome:** Erythema migrans – eine entzündliche kreis-
runde Hautveränderung an der Bissstelle, die schmerzhaft
und leicht geschwollen ist; außerdem Gelenkbeschwerden
(Gelenkentzündung), wandernde Nervenschmerzen, Herz-
und Kreislaufbeschwerden, Fieber wie bei einem grippalen
Infekt, allgemeine Erschöpfung und Schwäche sowie Lähmungserscheinungen (z. B. halbseitige Gesichtslähmung)

■ **Ursachen:** Borrelien, die durch den Biss von Zecken (Holz-
bock), welche diese Bakterien in sich tragen, auf den Menschen übertragen werden

■ **Sonstiges:** Schulmedizinisch wird bei Borreliose für mindes-
tens drei Wochen ein Antibiotikum verordnet. Zusätzliche
Maßnahmen sind aus meiner Sicht wichtig und sinnvoll, da
Borrelien sehr heimtückisch sind. Die Diagnose wird gesi-

chert durch eine Blutuntersuchung, die nach zwei bis vier Wochen eine Erhöhung von spezifischen Antikörpern im Blut aufzeigt. Schüßler-Salze sind unterstützend zur schulmedizinischen Therapie empfehlenswert.

Behandlung mit Schüßler-Salzen

> Nach jedem Zeckenbiss sofort Nr. 10 Natrium sulfuricum D6 und Salbe Nr. 10 sowie Nr. 3 Ferrum phosphoricum D12 (Dosierung, Seite 17 und 18)
> Alternativ: Nr. 18 Calcium sulfuratum D6 sowie Salbe Nr. 3 (Dosierung, Seite 17 und 18)
> Bei Schwäche- und Erschöpfung zusätzlich: Nr. 5 Kalium phosphoricum D6 (Dosierung, Seite 17)

Zusätzlich hilft

Kardenwurzel-Tinktur (Info unten); kolloidales Silber (Seite 179); Bioinformative Therapie nach Dr. Ludwig (Seite 173); Einnahme von Präparaten mit Ananas- und Papaya-Enzymen (Apotheke – einzunehmen nach Packungsanleitung). Nach einer Behandlung mit Antibiotika soll die natürliche Darmflora für einige Wochen gestärkt werden (Darmsanierung,

 INFO

Der Ethnobotaniker und Pflanzenexperte Wolf-Dieter Storl (Literatur, Seite 184) schwört bei Borreliose auf die Karden-Tinktur. Das Rezept stammt von dem amerikanischen Naturheiler Matthew Wood, der mit der Karde erfolgreich Borreliose-Patienten behandelte. Die Wurzel einer zweijährigen Karde (sieht aus wie eine Distel, ist aber keine) wird in Korn oder Wodka drei Wochen an einem warmen Ort angesetzt und dann abgeseiht. Wood empfiehlt, im ersten Monat 3 x 3 Tropfen pro Tag und in den folgenden zwölf Monaten für drei Tage im Monat 3 x 3 Tropfen einzunehmen. Storl rät aufgrund eigener Erfahrung zu einer höheren Dosierung von 3 x 1 EL pro Tag. Die fertige Karden-Tinktur wird in Apotheken und über das Internet angeboten.

Seite 176), dafür sind lebende Darmbakterien (E. Coli, Bifidum- und andere Laktobazillen – alle Apotheke, einzunehmen nach Packungsanleitung) wichtig.

Eine homöopathische Nosodentherapie hat sich ebenfalls ergänzend zur schulmedizinischen Behandlung bewährt; Nosoden sind Heilmittel, die aus abgetöteten Erregern hergestellt werden. Magnesiumchlorid-Kur (Seite 180); Ölziehen (Seite 181); Birkensaft (Seite 178); ansteigende Fußbäder (Seite 170); Hochfrequenztherapie (Seite 178); bei chronischen Wunden: Madentherapie (Seite 180); zur Reinigung des Darms: Darmeinlauf (Seite 176); bei Lähmungserscheinungen: Biomechanische Stimulation (Seite 174); Eigenurin- und Eigenbluttherapie (Seite 177).

Colitis ulcerosa

■ **Allgemeines:** Bei der Colitis ulcerosa handelt es sich um eine entzündliche Erkrankung mit geschwürigen Darmwandzerstörungen. Die Entzündung kann im Extremfall den ganzen Dickdarm befallen, Infektionen durch Eitererreger können die Krankheit drastisch verschlimmern. Später kommt es zur narbigen Schrumpfung des Darmgewebes, zu Verengung des Darmrohres und Darmverkürzung.

■ **Symptome:** Schmerzen und blutig-schleimige Durchfälle mit schmerzhaften Entleerungen; Gewichtsverlust, Hautentzündungen, Anämie, Blähungen, Winde und Verstopfung

■ **Ursachen:** Die Ursache ist ungeklärt, allerdings wird diskutiert, ob es sich um eine Autoimmunreaktion (Seite 182) oder um psychische Faktoren handelt. So können ungelöste (Ärger-)Konflikte die Ursache sein.

Behandlung mit Schüßler-Salzen

› Bei chronischer Entzündung mit blutig-schleimigem Durchfall (oft mit weiß oder weißgrau belegter Zunge) und zur Stärkung der Schleimhäute: Nr. 4 Kalium chloratum D6 (Dosierung, Seite 17)

> Bei akuten Schüben zusätzlich: Nr. 3 Ferrum phosphoricum D12 oder alternativ Nr. 24 Arsenum jodatum D6 (Dosierung, Seite 17)
> Bei Schmerzen und Krämpfen: Nr. 7 Magnesium phosphoricum D6 als »Heiße Sieben« (Seite 18) oder alternativ Nr. 19 Cuprum arsenicosum D6 (Dosierung, Seite 17)
> Bei Durchfall mit gelblich-bräunlich belegter Zunge: Nr. 6 Kalium sulfuricum D6 (Dosierung, Seite 17)
> Bei wässrigem Durchfall: Nr. 8 Natrium chloratum D6 (Dosierung, Seite 17)

Siehe auch Morbus Crohn, Seite 106

Zusätzlich hilft

Behandlung der Darmflora mit lebenden E.-Coli-Keimen und Lactobacillus acidophilus (Darmsanierung, Seite 176); Heilerde (Apotheke); Bioinformative Therapie nach Dr. Ludwig (Seite 173); Hochfrequenztherapie (Seite 178); Eigenurintherapie (Seite 177). Bei Entzündungen sind die folgenden Heilmittel angezeigt: pflanzliche Enzyme (z. B. aus Ananas und Papaya), Kamillentee, Tee aus der Tormentillwurzel (bei Blutungen, Apotheke). Zinktabletten zur Stärkung des Immunsystems (Apotheke, einzunehmen nach Packungsanleitung); Cytolisa-Test (Seite 175); Bauchmassage mit Weihrauch- und Olivenöl (im Verhältnis 2:50 mischen).

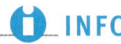 **INFO**

Medizinische Kohle (Kohletabletten aus Lindenholz oder Kokosschalen) wird seit 150 Jahren gegen verschiedene Beschwerden eingesetzt. Leider ist sie mehr und mehr durch moderne Arzneimittel verdrängt worden. Kohle ist besonders hilfreich bei Durchfall und bindet Giftstoffe im Darm. Kohle wird nicht vom Körper aufgenommen und hat keine Nebenwirkungen. Hervorragend geeignet sind Kohletabletten (Apotheke, einzunehmen nach Packungsanleitung) neben Durchfall auch bei Schwermetallbelastung, Sodbrennen, Darmentzündungen, Blähungen und Pilzerkrankungen. Selbst bei allergischen Magen-Darm-Erkrankungen können sie helfen.

Depression

■ **Allgemeines:** Als Depression werden seelische Verstimmungen unterschiedlicher Ursachen mit seelischen, aber auch körperlichen Symptomen bezeichnet. Jeder vierte EU-Bürger wird im Lauf eines Jahres psychisch krank. Man rechnet, dass im Jahr 2020 die Depression die häufigste Krankheit ist. Die vorübergehende Schwermut oder ein seelisches Tief ist keine Depression im klinischen Sinn, sondern die Melancholie (auch hier helfen die unten angegebenen Salze). Depressionen werden in verschiedene Formen unterteilt wie die primäre Depression ohne weitere Krankheiten und die sekundäre Depression als Reaktion auf andere seelische oder körperliche Krankheiten.

■ **Symptome:** Traurigkeit, Niedergeschlagenheit, Antriebsarmut, Verlangsamung, Schlafstörungen; Suizidgefahr

■ **Ursachen:** körperliche Beschwerden, Nährstoffmangel; psychogen; von innen heraus, ohne dass man den Grund kennt, und äußere Einflüsse wie Verlustkonflikt, Arbeitsüberforderung, Trennungskonflikte

Behandlung mit Schüßler-Salzen

> Bei Depressionen: Nr. 5 Kalium phosphoricum D6 (Dosierung, Seite 17)

> Bei schweren Depressionen, die in Schüben auftreten: Nr. 16 Lithium chloratum D6 (Dosierung, Seite 17)

> Bei Depressionen mit Ängstlichkeit: Nr. 6 Kalium sulfuricum D6 (Dosierung, Seite 17)

> Bei Alters- und Wechseljahrs-Depressionen, auch mit Schlafstörungen: Nr. 11 Silicea D12 (Dosierung, Seite 17)

> Bei Depressionen in der Pubertät: Nr. 2 Calcium phosphoricum D6 (Dosierung, Seite 17)

> ... mit Kummer, Hoffnungslosigkeit, häufigem Weinen: Nr. 8 Natrium chloratum D6 (Dosierung, Seite 17)

> ... mit wechselnder Erregung: Nr. 21 Zincum chloratum D6 (Dosierung, Seite 17)

> ... mit aggressivem Verhalten, Unruhe, Anspannung: Nr. 7 Magnesium phosphoricum D6 (Dosierung, Seite 17)

> Bei plötzlich auftretender Depression ohne erkennbaren Grund: Nr. 14 Kalium bromatum D6 und Nr. 17 Manganum sulfuricum D6 (Dosierung, Seite 17)
> Bei Depression nach einer Kopfverletzung: Nr. 10 Natrium sulfuricum D6 (Dosierung, Seite 17)
> Generell bei psychischen Beschwerden sind zusätzlich geeignet: Nr. 5 Kalium phosphoricum D6 (morgens) und Nr. 7 Magnesium phosphoricum D6 (abends) – jeweils als »Heiße Sieben« (Seite 18)

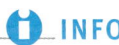 **INFO**

Prof. Dr. Dr. Carl C. Pfeiffer (New Jersey, USA) war Mediziner und Pharmakologe und galt als der Orthomolekularmediziner (Glossar, Seite 183) mit der umfangreichsten Erfahrung. Er fand Anfang der 1960er-Jahre heraus, dass nicht nur Vitaminen, sondern auch Spurenelementen bei Geisteskrankheiten eine Bedeutung zukommt. 1973 stellte er dann fest, dass Kryptopyrrol, eine Substanz, die bei verschiedenen Beschwerden, z. B. psychosomatischen Störungen, aber auch bei Schizophrenie, im Urin ausgeschieden wird, ebenfalls an der Entstehung verschiedener Krankheitsbilder beteiligt ist. Zusammen mit Kryptopyrrol verliert der Körper Vitamin B_6 und Zink – dadurch können Beschwerden wie ADHS, Burn-out-Syndrom, Depressionen, geringe Traumerinnerung, Lern- und Konzentrationsstörungen, Antriebsschwäche und neurologische und psychische Auffälligkeiten entstehen. Auch Essstörungen, schwere Akne, Schlafstörungen und rissige Haut werden mit der Kryptopyrrolurie in Zusammenhang gebracht. Ursache des Vitamin-B_6- und Zinkmangels sind eine Komplexbildung mit Kryptopyrrol (Pyrrole sind Bausteine des roten Blutfarbstoffs, die normalerweise mit den Gallensäuren über den Stuhl ausgeschieden werden).
In Deutschland wird der Erkrankung Kryptopyrrolurie noch keine angemessene Bedeutung zugedacht, dabei ist sie auch hier sehr häufig. Die Diagnose wird durch eine spezielle Urinuntersuchung (Adressen, Seite 186) gestellt. Mit den Schüßler-Salzen Nr. 17 Manganum sulfuricum D6 und Nr. 21 Zincum chloratum D6 (Dosierung, Seite 17) lässt sie sich behandeln.

Zusätzlich hilft

Vitamin B$_1$ oder ein Vitamin-B-Komplex (Apotheke, einzuneh-
men nach Packungsanleitung); Omega-3-Fettsäure-Kapseln, die
EPA (Eicosapentaensäure) enthalten (Apotheke, einzunehmen
nach Packungsanleitung; Leinöl (Literatur, Seite 184); Hochfre-
quenztherapie (Seite 178); Johanniskraut-Tinktur, -saft oder
-kapseln für mindestens drei Wochen; Bach-Blüten (Seite 173):
Nr. 11 Elm, Nr. 12 Gentian, Nr. 13 Gorse, Nr. 19 Larch und
Nr. 21 Mustard; Bioinformative Therapie nach Dr. Ludwig
(Seite 173); Magnesiumchlorid-Kur (Seite 180); ansteigende
Fußbäder (Seite 170); Eigenurintherapie (Seite 177); hilfreich ist
die Aminosäure Tryptophan (Apotheke, einzunehmen nach
Packungsanleitung); lithiumreiches Mineralwasser (z. B. Bad
Mergentheimer Albertquelle); kognitive Verhaltenstherapie
(Adressen, Seite 186).

Diabetes mellitus

- **Allgemeines:** Der Name Diabetes stammt aus dem Griechi-
schen und bedeutet »Hindurchgehenlassen« – es ist die
Bezeichnung für Krankheiten mit vermehrter oder krankhaft
gesteigerter Ausscheidung von Flüssigkeit und Stoffwechsel-
produkten durch die Niere. Am häufigsten kommt der Diabetes mellitus (Zuckerharnruhr) vor. Bei der Zuckerkrankheit
wird zwischen zwei Typen unterschieden: Typ I (insulinpflich-
tig, meist angeboren) und Typ II (erworben, auch als Altersdiabetes bezeichnet).

- **Symptome:** Typ-II-Diabetes entwickelt sich meist über einen
längeren Zeitraum schleichend und wird oft erst im Rahmen
einer Routineuntersuchung festgestellt. Erste Symptome
können sein: viel Durst, häufiges Wasserlassen, Gewichts-
abnahme. Neben Gefäßerkrankungen (z. B. Sehstörungen)
treten bei jedem zweiten Diabetiker neurologische Beschwerden auf (diabetische Neuropathie).

- **Ursachen:** Typ-II-Diabetes – Übergewicht und einseitige
Ernährung mit vorwiegend kohlenhydratreicher Kost, metabolisches Syndrom (Seite 103)

Behandlung mit Schüßler-Salzen

› Zur Unterstützung der Bauchspeicheldrüsentätigkeit: Nr. 9 Natrium phosphoricum D6 und Nr. 10 Natrium sulfuricum D6 und Nr. 21 Zincum chloratum D6 (Dosierung, Seite 17)
› Alternativ: Nr. 18 Calcium sulfuratum D6 und Nr. 22 Calcium carbonicum D6 (Dosierung, Seite 17)
› Bei Nervenschmerzen zusätzlich (diabetische Neuropathie): Nr. 5 Kalium phosphoricum D6 und Nr. 13 Kalium arsenicosum D6 (Dosierung, Seite 17)
› Bei Durchblutungsstörungen: Nr. 7 Magnesium phosphoricum D6 (Dosierung, Seite 17)

Zusätzlich hilft

Tropfen aus der Hintonia-Rinde (Apotheke, einzunehmen nach Packungsanleitung), Zimtextrakt (Tabletten, Kapseln, Zimttee – Apotheke), Nahrungsergänzungsmittel – sie sollten Chrom und Zink enthalten, Topinambur (als Salat, Gemüse), auch als Topinamburpulver (Apotheke/Reformhaus); Hochfrequenztherapie (Seite 178); Leinöl kann den Blutzuckerspiegel senken (Literatur, Seite 184); bei diabetischer Neuropathie: Benfotiamin (extrahierter Wirkstoff aus Vitamin B_1, Apotheke – einzunehmen nach Packungsanleitung).

Divertikel, Divertikulose/Divertikulitis

■ **Allgemeines:** Divertikulose ist eine gutartige Veränderung des Dickdarms, die vorwiegend in dessen absteigendem Ast auftritt. Divertikel sind kleine sackartige Ausstülpungen des Darms, die mit zunehmendem Alter häufiger vorkommen – sie können unterschiedlich groß sein. Vermutlich bilden sie sich durch erhöhten Druck im Darm, der durch vermehrtes Pressen beim Stuhlgang entsteht. Divertikel sind harmlos, problematisch ist es, wenn Entzündungen auftreten (= Divertikulitis).

■ **Symptome:** Schmerzen und Krämpfe bei Entzündungen

■ **Ursachen:** Eine ballaststoffarme Ernährung begünstigt die Entstehung von Divertikeln.

Behandlung mit Schüßler-Salzen

> Bei Entzündungen: Nr. 3 Ferrum phosphoricum D12 und
> Nr. 4 Kalium chloratum D6 (Dosierung, Seite 17)
> Bei Schmerzen und Krämpfen: Nr. 7 Magnesium phosphori-
> cum D6 als »Heiße Sieben« (Seite 18)
> Zur Festigung der Darmschleimhaut: Nr. 1 Calcium fluoratum
> D12 und Nr. 11 Silicea D12 (Dosierung, Seite 17)

Zusätzlich hilft

Ballaststoffreiche Nahrung, um eine Verstopfung zu vermeiden;
achten Sie auf einen geregelten Stuhlgang; Flohsamenextrakt
(Apotheke/Reformhaus, einzunehmen nach Packungsanleitung), um die Darmpassage zu verbessern.
Bei Entzündungen zusätzlich pflanzliche Lösungen mit Kalmus-
wurzel- und Engelwurz-Auszügen und/oder Schafgarbe (Apotheke, einzunehmen nach Packungsanleitung); sie beruhigen
die Darmschleimhaut und hemmen Entzündungen.
Hochfrequenztherapie (Seite 178); Eigenurintherapie (Seite
177); Darmsanierung (Seite 176); Cytolisa-Test (Seite 175);
regelmäßige Darmeinläufe (Seite 176).

Dupuytren-Krankheit (Dupuytrensche Kontraktur)

- **Allgemeines:** Diese Krankheit ist nach dem französischen
  Arzt Guillaume Dupuytren benannt, der sie als Erster
  beschrieben hat. Mit Kontraktur ist die Dauerverkürzung
  eines Muskels gemeint.

- **Symptome:** Verkürzung der Sehnenstränge der Hand (Fort-
  läufer der Handgelenksmuskeln); die Sehnenstränge werden
  dabei knotig und vernarben, das führt zur permanenten
  Beugestellung der Finger.

- **Ursachen:** unbekannt; vermutlich genetischer Einfluss, evtl.
  auch eine extreme Belastung der Hände

- **Sonstiges:** Bei heftigen Beschwerden wird ein operativer Ein-
  griff empfohlen.

Behandlung mit Schüßler-Salzen

> Nr. 1 Calcium fluoratum D12 und Salbe Nr. 1, auch mit Nr. 11 Silicea D12 und Salbe Nr. 11 (Dosierung, Seite 17, 18)

Zusätzlich hilft

Ausmassieren der Sehnenverhärtungen mit Hochfrequenzelektroden (Hochfrequenztherapie, Seite 178); Lasertherapie für die Regeneration des Gewebes (Seite 179); ansteigende Handbäder (durchzuführen wie die Fußbäder, Seite 170); sanftes Ausstreichen der Sehnen mit dem Ende einer Häkelnadel (das vorherige Einreiben mit der Salbe Nr. 1 ist empfehlenswert) und Handmassage mittels eines Gymnastikballs; Biomechanische Stimulation (Seite 174); Basenfußbad (Seite 126); Schröpftherapie (Seite 181); Magnesiumchlorid-Kur (Seite 180).

Durchblutungsstörungen, chronische

- **Allgemeines:** Durchblutungsstörungen können zusammen mit anderen Erkrankungen oder als deren Folge auftreten (z. B. bei Diabetes).

- **Symptome:** kalte Hände und Füße sowie Schwindelgefühl beim Verändern der Lage (z. B. durch Aufstehen vom Liegen)

- **Ursachen:** hauptsächlich Blutgefäßverengungen, diese entstehen durch Arteriosklerose (»Aderverkalkung«, Glossar, Seite 182); niedriger Blutdruck; andere Gefäßerkrankungen, wie z. B. Morbus Raynaud (Glossar, Seite 183).

Behandlung mit Schüßler-Salzen

> Bei Arteriosklerose: Nr. 1 Calcium fluoratum D12 und Nr. 11 Silicea D12 (Dosierung, Seite 17)
> Bei Durchblutungsstörungen mit schmerzhaften Krämpfen: Nr. 7 Magnesium phosphoricum D6, bei blassen Personen: Nr. 2 Calcium phosphoricum D6 (Dosierung, Seite 17)
> Bei Durchblutungsstörungen mit Blutandrang zum Kopf: Nr. 3 Ferrum phosphoricum D12 (Dosierung, Seite 17)

> Bei Morbus Raynaud: Nr. 7 Magnesium phosphoricum D6 und Nr. 19 Cuprum arsenicosum D6 (Dosierung, Seite 17)

Zusätzlich hilft

Ansteigende Fußbäder (Seite 170); Hochfrequenztherapie (Seite 178); bei Durchblutungsstörungen im Kopfbereich mit erschwertem Hören, Schwindel, Konzentrationsschwäche: Ginkgo-Präparate (Apotheke/Reformhaus, einzunehmen nach Packungsanleitung); spezielle Vitamin- und Aminosäure-mischungen für die Blutgefäße, Präparate, die Rosskastanien-Extrakt enthalten (Apotheke/Reformhaus, einzunehmen nach Packungsanleitung); Magnesiumchlorid-Kur (Seite 180); Bio-mechanische Stimulation (Seite 174); Ausdauertraining nach Dr. van Aaken (Seite 171).

Eisenmangelanämie

- **Allgemeines:** Anämie bedeutet Blutarmut. Kommt es aufgrund von Eisenmangel zu einer Störung bei der Bildung des roten Blutfarbstoffs Hämoglobin, spricht man von Eisenmangelanämie oder sideropenischer Anämie.

- **Symptome:** Blässe, Erschöpfung, mangelnde Leistungsfähigkeit, chronische Müdigkeit

- **Ursachen:** gestörte Eisenresorption (Eisenaufnahme), durch Medikamente bedingt, Folge von Blutverlusten oder Folge eines chronischen Magenleidens

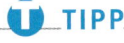 **TIPP**

Bei akuten Beschwerden ist eine häufigere Einnahme der Salze wichtig, um schnell gesund zu werden. Sollte sich während der Behandlung Ihrer chronischen Beschwerden etwas Akutes einstellen, dann unterbrechen Sie die chronische Behandlung für einige Tage. Nehmen Sie die akut wirksamen Salze (z. B. Nr. 3 Ferrum phosphoricum D12 bei Erkältungen) häufiger ein, etwa alle 5–10 Minuten eine Tablette.

Behandlung mit Schüßler-Salzen

> Nr. 3 Ferrum phosphoricum D3 und D12 – jeweils 6 Tabletten über den Tag verteilt; zusätzlich je 1–2 Tabletten Nr. 13 Kalium arsenicosum D6, Nr. 17 Manganum sulfuricum D6 und Nr. 19 Cuprum arsenicosum D6

Ekzeme, *Hauterkrankungen,* Seite 89

Endometriose

- **Allgemeines:** Bei der Endometriose handelt es sich um eine gutartige Wucherung der Gebärmutterschleimhaut.

- **Symptome:** starke Beschwerden vor und während der Monatsblutung

- **Ursachen:** durchgemachte Infektionen (mit Aufsteigen der Keime über den Gebärmutterhals), vorhandene Myome und Polypen, Tragen eines Pessars

- **Sonstiges:** Halten die Beschwerden an und sind häufig, wird eine operative Ausschabung bzw. Entfernung von Gebärmuttergewebe vorgenommen.

Behandlung mit Schüßler-Salzen

> Nr. 4 Kalium chloratum D6 und Nr. 16 Lithium chloratum D6 (Dosierung, Seite 17)

Fruktose- und Laktoseintoleranz, Histaminintoleranz

Fruktoseintoleranz

- **Allgemeines:** Die erworbene Fruktoseintoleranz (Unverträglichkeit von Fruchtzucker) ist eine Krankheit, die auch als Fruktosemalabsorption bezeichnet wird.

- **Symptome:** Blähungen, Schmerzen und Durchfall

- **Ursachen:** eingeschränkte Funktion eines sogenannten Transportproteins (GLUT-5), womit normalerweise der Fruchtzucker durch die Dünndarmschleimhaut geschleust wird; funktioniert das nicht oder nur eingeschränkt, gelangt dieser in den Dickdarm, wodurch es zu den Symptomen kommt.

Histaminintoleranz

- **Allgemeines:** Die Histaminintoleranz (Histaminose) ist eine erworbene Unverträglichkeitsreaktion gegen Histamin, das mit der Nahrung aufgenommen wird (der Körper produziert selbst Histamin, ein Gewebehormon, um körperliche Abwehr- und Schutzmechanismen bei Allergien in Gang setzen zu können). Davon betroffen ist europaweit etwa ein Prozent der Bevölkerung, vorwiegend Frauen.

- **Symptome:** Übelkeit, Bauchschmerzen und -krämpfe, Durchfall sowie Kopfschmerzen; wenn verzehrte Lebensmittel hohe Mengen an Histamin enthalten, können auch völlig Gesunde diese Symptome bekommen.

- **Ursachen:** Mangel am Histamin abbauenden Enzym Diaminoxidase

- **Sonstiges:** Histaminreiche Nahrungsmittel oder solche, die im Körper Histamin freisetzen, sind alkoholische Getränke wie Rotwein, Fisch (vor allem Makrelen, Sardellen, Thunfisch), Essig, Käse (mit langer Reifezeit), Meeresfrüchte, Schokolade, Sojasoße, Sauerkraut, Salami, Spinat, Erdbeeren, Tomaten, Zitrusfrüchte.

Laktoseintoleranz

- **Allgemeines:** Bei der Laktoseintoleranz wird der mit der Nahrung aufgenommene Milchzucker (Laktose – in Milch und Milchprodukten) durch einen Mangel des Verdauungsenzyms Laktase nicht verdaut. Er gelangt in den Dickdarm, wo es zu Gärungsprozessen kommt. Langfristig kann es zu einer Schädigung des Dünndarms kommen, wodurch sich die Aufnahme von Nahrungsmitteln insgesamt verschlechtert.

- **Symptome:** Darmwinde, Blähungen, Bauchschmerzen und Bauchkrämpfe, Übelkeit, Erbrechen und Durchfälle

- **Ursachen:** bakterielle oder virale Magen- und Darmschleimhautentzündungen, chronische Darmerkrankungen, Sprue (Zöliakie) oder chronischer Alkoholmissbrauch

- **Sonstiges:** Inzwischen sollen 75 Prozent aller Menschen eine Laktoseintoleranz haben – je weiter man nach Norden kommt, desto weniger Betroffene gibt es. Der in den Schüßler-Salzen enthaltene Milchzucker ist von der Menge zu gering, um Laktoseintoleranz-Symptome auszulösen (die Symptome entstehen erst ab einer Menge von 50 bis 80 Tabletten, die auf einmal eingenommen werden).

Bei allen drei Erkrankungen ist es wichtig, belastende Lebensmittel zu meiden. Übersichts-Listen finden Sie in Büchern, die sich mit den einzelnen Erkrankungen beschäftigen (Literatur, Seite 185).

Behandlung mit Schüßler-Salzen

Bei allen drei Beschwerden sind die folgenden Schüßler-Salze hilfreich:

› Zur Förderung der Verdauungsprozesse im Darm: Nr. 9 Natrium phosphoricum D6 und Nr. 10 Natrium sulfuricum D6 (Dosierung, Seite 17)

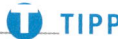 **TIPP**

Mit dieser Magen-Darm-Kur können Sie chronische Beschwerden lindern. Sie brauchen dazu folgende Schüßler-Salze: Morgens nehmen Sie nüchtern 2 Tabletten Nr. 5 Kalium phosphoricum D6 und 2 Tabletten Nr. 4 Kalium chloratum D6 ein; vor dem Mittagessen je 2 Tabletten Nr. 9 Natrium phosphoricum D6 und Nr. 10 Natrium sulfuricum D6; vor dem Schlafengehen 2 Tabletten Nr. 11 Silicea D3. Bei einem empfindlichen Magen trinken Sie während der Kur Kartoffelsaft (Apotheke/Reformhaus, einzunehmen nach Packungsanleitung). Um die Darmflora zu stärken, empfehle ich Acidophilus-Lactobazillen und E.-Coli-Bakterien (Apotheke, einzunehmen nach Packungsanleitung).

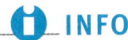 **INFO**

Säuren entstehen im Körper über chemische Prozesse, und zwar hauptsächlich durch den Abbau von Nahrungsmitteln mit viel tierischem Eiweiß. Trotz des süßen Geschmacks kann auch Zucker zum Säurebildner werden, wenn dem Organismus nicht genügend Sauerstoff zur Verfügung steht, der für die Verbrennung von Zucker zu Glukose nötig ist.

Saure Lebensmittel bilden nicht immer Säuren. Im Gegenteil, sie können im Körper sogar basisch wirken, weil sie dem Organismus Basen spendende Mineralstoffe liefern.

Bei einer Belastung durch Säuren versucht der Körper Folgendes: Einen Teil der Säure verschiebt er in den Magen, denn dort schadet sie nicht. Allerdings kann dies Sodbrennen zur Folge haben. Knochen und Knorpeln entzieht er basisches Kalzium, um Säuren durch Neutralisieren unschädlich zu machen. Da der Körper selbst Basen nicht bilden kann, muss er sie mit der Nahrung aufnehmen. Bekommt er nicht ausreichend basische Mineralstoffe, können die Depots nicht mehr aufgefüllt werden. Das wiederum fördert die Entstehung von Osteoporose und Arthrose. Um die Säurebelastung zu reduzieren, ist pflanzliche Kost bei Einschränkung des Fleischkonsums wichtig. Zusätzlich sind nach Hans-Heinrich Jörgensen (der Säure-Basen-Experte in Deutschland) für einen ausgeglichenen Säure-Basen-Haushalt die Mineralstoffe Kalium, Zink und Mangan von Bedeutung.

> Um die Bildung von Verdauungsenzymen anzuregen: Nr. 21 Zincum chloratum D6 (Dosierung, Seite 17)
> Zur Unterstützung der Kohlenhydratverdauung: Nr. 17 Manganum sulfuricum D6 (Dosierung, Seite 17)
> Um die Gasbildung zu hemmen: Nr. 11 Silicea D3/D6 (Dosierung, Seite 17)

Zusätzlich hilft

Bei der Laktoseintoleranz können Sie zu, besser noch vor den Speisen, die Milchzucker enthalten, das Enzym Laktase (keine Präparate, die Sorbit oder Xylit enthalten) einnehmen – dadurch bleiben die Beschwerden aus. Oder Sie ernähren sich vorwiegend von laktosefreien Lebensmitteln (Fleisch, Fisch, Obst, Gemüse, Kartoffeln, Nudeln, Reis, Hülsenfrüchte, Getreide, Fruchtsäfte, Tee, Kaffee, Pflanzenöle und Eier). Wichtig ist die Zufuhr von Kalium und Vitamin D$_3$, um einer Osteoporose vorzubeugen. Ebenso sollten Sie die Bakterienflora im Darm stärken (Darmsanierung, Seite 176). Hier helfen lebendige Bakterienpräparate, die Laktobazillen und E.-Coli-Bakterien enthalten (Apotheke, einzunehmen nach Packungsbeilage); Cytolisa-Test (Seite 175); Bioinformative Therapie nach Dr. Ludwig (Seite 173).

Gicht

- **Allgemeines:** Bei der Gicht, früher als Zipperlein bezeichnet, handelt es sich um eine Purinstoffwechselerkrankung, die in Schüben verläuft und durch Ablagerung von Harnsäurekristallen (Urat) in verschiedenen Gelenken und Geweben zu Knochen- und Knorpelveränderungen führt. Wird keine fachgerechte Behandlung eingeleitet, werden langfristig die Nieren geschädigt. Die Gicht zählt zu den rheumatischen Erkrankungen. Ein akuter Gichtanfall (meist an der Großzehe) gehört in die ärztliche Behandlung.

- **Symptome:** Unterschwellige Gelenkbeschwerden, Schwellung und Rötung des Gelenks; beim Gichtanfall: heftige Schmerzen, Schwellung, Gelenkentzündung (meist an der Großzehe)

- **Ursachen:** In 95 Prozent aller Fälle liegt der übermäßigen Ansammlung von Harnsäurekristallen eine Nierenfunktionsstörung zugrunde. Ursache dafür wiederum kann Diabetes sein. Wenn über längere Zeit ein zu hoher Blutzuckerspiegel besteht, können die Blutgefäße geschädigt werden, wodurch die Nierenfunktion beeinträchtigt wird. Übermäßiger Alkoholkonsum, vor allem Bier, weil es Purine enthält, und andere purinreiche Lebensmittel wie Innereien – Purine begünstigen die Entstehung von Gicht.

- **Sonstiges:** Eine kanadische Studie ist jetzt zu dem Schluss gekommen, dass Männer, die pro Tag mehr als zwei Gläser Limonade trinken, besonders gefährdet sind, an Gicht zu erkranken. Auslöser ist die Fruktose, die in Fruchtsäften und fruktosereichen Früchten wie Äpfeln und Orangen enthalten ist. Im Übrigen ist es so, dass bei einem Mangel an basischen Mineralstoffen vermehrt Harnsäure im Körper abgelagert werden kann. Verzehren Sie tierisches Eiweiß zusammen mit Kartoffeln, die kaliumreich und dadurch basisch sind, verhindern diese die Entstehung von Harnsäure. Generell ist es so, dass beim Zerfall von Eiweiß Säuren entstehen (Schwefel-, Kohlen- und Phosphorsäure) – diese muss der Organismus durch basische Mineralstoffe binden, damit sie den Körper nicht schädigen. Achten Sie auf purinfreie/-arme Nahrung, das verhindert ein Fortschreiten der Beschwerden. Ernährungspläne erhalten Sie in Apotheken und Reformhäusern.

Behandlung mit Schüßler-Salzen

› Generell bei Gicht: Nr. 9 Natrium phosphoricum D6 (puffert aggressive Säuren ab), zusätzlich die Salbe Nr. 9 und Nr. 16 Lithium chloratum D6 (Dosierung, Seite 17 und 18)
› Bei akuten Gichtbeschwerden: Nr. 11 Silicea D12 und Nr. 10 Natrium sulfuricum D6 (neben der ärztlichen Behandlung, Dosierung, Seite 17). Tragen Sie zusätzlich die Salbe Nr. 11 als Salbenumschlag (Seite 18) auf.

Zusätzlich hilft

Grüner Hafertee (Apotheke/Reformhaus), generell vegetarische Kost oder das Einschränken von Fleisch; ausreichendes Trinken von Wasser (besonders geeignet ist Fachinger-Mineralwasser, weil es basisch ist); Meiden von Alkohol (vor allem Bier); Magnesiumchlorid-Kur (Seite 180).

Globusgefühl

■ **Allgemeines:** Die als Globusgefühl, Globussyndrom oder Globus hystericus bezeichnete Beschwerde ist nichts anderes als der berühmte »Kloß im Hals«. Sie kommt vor allem bei ängstlichen Menschen vor. In jedem Fall sollten medizinische Ursachen ausgeschlossen werden.

- **Symptome:** Fremdkörpergefühl im Hals, auch Atembeschwerden und Räusperzwang

- **Ursachen:** Medizinische Ursachen sollten ausgeschlossen werden (Schilddrüsenerkrankungen, allergische Reaktionen, Wucherungen der Rachenschleimhaut). In der Psychotherapie geht man von einer psychosomatischen Störung aus – das bedeutet, dass aufgrund von seelischer Anspannung die Halsmuskulatur angespannt ist.

Behandlung mit Schüßler-Salzen

> Beim Globusgefühl aufgrund von Stress, Anspannung und Angst: Nr. 7 Magnesium phosphoricum D6 als »Heiße Sieben« (Dosierung, Seite 18)

> Wenn die seelische Erschöpfung überwiegt: Nr. 5 Kalium phosphoricum D6 (Dosierung, Seite 17)

> Bei blassen Personen alternativ: Nr. 2 Calcium phosphoricum D6 (Dosierung, Seite 17)

> Generell auch: Nr. 18 Calcium sulfuricum D6 (Dosierung, Seite 17)

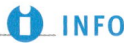 **INFO**

Bereits in den 1930er-Jahren entdeckten Ärzte die wunderbare Wirkung der Hochfrequenz-Hypophysendurchflutung bei psychischen Erkrankungen. Die Hypophyse, die etwa haselnussgroße Hirnanhangdrüse am Boden des Zwischenhirns, produziert einerseits verschiedene Hormone, andererseits speichert sie die Hypothalamushormone Oxytocin und Vasopressin und gibt sie ans Blut ab. Die von der Hypophyse gebildeten Hormone steuern die Tätigkeit der Schilddrüse, die Bildung von körpereigenem Cortison, das Wachstum und den Eisprung der Frau. Außerdem beeinflussen sie die Milchbildung nach der Geburt und den Fettstoffwechsel. Nach empirischer Erkenntnis verbessern sich durch die Hochfrequenzstrahlung das seelische Befinden und der Stoffwechsel, Wasserausscheidung und Hormonproduktion werden angeregt.

Zusätzlich hilft

Psychotherapie und Körperbewusstseinstraining sowie alle Entspannungsmethoden, um den lästigen Spasmus zu lösen: Yoga, Autogenes Training oder Muskelentspannung nach Jacobson; Dolomit-Pulver (Seite 176); Buteyko-Atemtechnik (Seite 174 | Adressen, Seite 185); Sensomotorische Körpertherapie nach Dr. Pohl (Adresse, Seite 186); kognitive Verhaltenstherapie (Adressen, Seite 186).

Hämochromatose

■ **Allgemeines und Ursachen:** Der Begriff Hämochromatose (von griech. *haima* = Blut, *chroma* = Farbe) bezeichnet die Eisenspeicherkrankheit. Sie zählt zu den Erbkrankheiten, von denen Männer häufiger betroffen sind als Frauen. Man schätzt, dass in Deutschland etwa 400 000 Personen erkrankt sind. Bei der Erkrankung kommt es zu einer erhöhten Aufnahme von Eisen im oberen Dünndarm. Die Eisenüberladung führt im Lauf der Jahre zu Organschädigungen (Leber, Bauchspeicheldrüse, Herz, Milz, Hirnanhangdrüse, Schilddrüse und Haut).

■ **Symptome:** Typisch sind Gelenkschmerzen (bei Bewegung schlimmer), Müdigkeit, Abgeschlagenheit, Reizbarkeit, Infektanfälligkeit und Impotenz – bei Frauen Ausfall der Monatsblutung; durch Eiseneinlagerung in der Hirnanhangdrüse graubraune Hautpigmentierung und rötliche Flecken, später Bronzetönung der Haut; Haarausfall, frühzeitiges Ergrauen der Haare, Krämpfe im Oberbauch, Brustschmerzen, unregelmäßiger Herzschlag und chronische Hepatitis bis zur Leberzirrhose durch Einlagerung von Eisen in der Leber

■ **Sonstiges:** Ziel der Therapie ist eine Verringerung der Eisenspeicher – dies wird am besten durch eine Aderlasstherapie erreicht.

Behandlung mit Schüßler-Salzen

› Zur Regulation des Eisenhaushalts: Nr. 3 Ferrum phosphoricum D12 zusammen mit Nr. 17 Manganum sulfuricum D6 und Nr. 19 Cuprum arsenicosum D6 (Dosierung, Seite 17)

Zusätzlich hilft

Aderlässe – dabei sollte zunächst ein Aderlass von 200–500 ml pro Woche durchgeführt werden. Zur Entleerung der Eisendepots sind etwa 10–20 Aderlässe nötig. Diese Therapie wird so lange fortgesetzt, bis der Ferritinspiegel (Speichereisenwert) unter 20 µg/l fällt. Für die Aufrechterhaltung eines normalen Eisengehalts genügen später 2–4 Aderlässe pro Jahr.

Hauterkrankungen

- **Allgemeines:** Zu Hauterkrankungen können allergische Reaktionen, Stoffwechselerkrankungen, altersbedingte und hormonelle Einflüsse, psychische Konflikte und bakterielle oder durch Pilze ausgelöste Infektionen führen.

- **Symptome:** Juckreiz, Brennen, Rötung, Abschuppung und Entzündung der Haut

- **Ursachen:** vielfältig

- **Sonstiges:** So vielfältig die Ursachen sind, so vielschichtig ist die Therapie. Schüßler-Salze sind dabei ein wichtiger Aspekt – oftmals sind allerdings andere Kriterien bei der Therapie ebenfalls von Bedeutung.

Weitere Hautbeschwerden finden Sie unter Akne (Seite 61), Lichen (Seite 100), Schuppenflechte (Seite 130), Vitiligo (Seite 139).

Behandlung mit Schüßler-Salzen

Sie richtet sich nach dem Aussehen der erkrankten Haut oder der Absonderung. Die Schüßler-Salben sind bei Hautbeschwerden zusätzlich wichtig, denn sie beeinflussen die Haut von außen, während die Salze von innen wirken.

> Bei entzündlichen Hautausschlägen: Nr. 3 Ferrum phosphoricum D12 und Nr. 4 Kalium chloratum D6 (Dosierung, Seite 17) und Salbe Nr. 3 (rötlich entzündete Haut) oder Salbe Nr. 4 (vor allem wenn die Haut wie mit Mehl bestrichen aussieht)
> Bei aufgeplatzten Bläschen mit eitrigen, übel riechenden Krusten: Nr. 5 Kalium phosphoricum D6 und Nr. 11 Silicea D6 (Dosierung, Seite 17)

> Bei Hautausschlägen mit weißen Hautschüppchen: Nr. 8 Natrium chloratum D6 (Dosierung, Seite 17)
> Bei nässenden Hautausschlägen: Nr. 10 Natrium sulfuricum D6 (Dosierung, Seite 17)
> Bei trockenem Ekzem: Nr. 8 Natrium chloratum D6 und Salbe Nr. 8 (Dosierung, Seite 17 und 18)
> Bei Lupus erythematodes (rötlicher Ausschlag, eine Autoimmunerkrankung, die Symptome an Haut, Gelenken und Schleimhaut hervorruft): Nr. 4 Kalium chloratum D6 und Nr. 18 Calcium sulfuratum D6 (Dosierung, Seite 17)
> Bei Neigung zu Ekzemen, auch allergischen, für einige Wochen als Konstitutionsmittel: Nr. 22 Calcium carbonicum D6 (Dosierung, Seite 17)
> Gegen die allergische Bereitschaft des Körpers: Nr. 2 Calcium phosphoricum D6 (alternativ Nr. 22 Calcium carbonicum D6) und Nr. 17 Manganum sulfuricum D6 (Dosierung, Seite 17)
> Bei hartnäckigen entzündlichen Hautausschlägen: Nr. 12 Calcium sulfuricum D12 und Salbe Nr. 12 (Dosierung, Seite 17, 18)
> Bei chronisch gewordenen Hauterkrankungen und wenn die Neubildung der Haut verzögert ist: Nr. 6 Kalium sulfuricum D6 und Salbe Nr. 6 (Dosierung, Seite 17 und 18)
> Bei seit Jahren bestehenden chronischen Hautausschlägen: Nr. 13 Kalium arsenicosum D6 und Nr. 14 Kalium bromatum D6 (Dosierung, Seite 17)
> Bei Hautekzemen am Haaransatz: Nr. 8 Natrium chloratum D6 (Dosierung, Seite 17)
> Bei Hautpilzerkrankungen unterstützend: Nr. 8 Natrium chloratum D6 und Nr. 10 Natrium sulfuricum D6 (Dosierung, Seite 17), zusätzlich die Salbe Nr. 10 (geben Sie einige Tropfen Teebaumöl dazu – nicht in Augennähe bringen!)
> Bei Haut und Nagelpilzen mit harten Strukturen: Nr. 1 Calcium fluoratum D12 und Salbe Nr. 1 (als Salbenpflaster für 12 bis 24 Stunden, dann erneuern – Dosierung, Seite 17 und 18)
> Bei weißlich gelben Krusten auf der Haut: Nr. 2 Calcium phosphoricum D6 (Dosierung, Seite 17)
> Bei honiggelben Krusten auf der Haut: Nr. 9 Natrium phosphoricum D6 (Dosierung, Seite 17)
> Bei Hautausschlägen, die nach Impfungen, Medikamenten und Narkose auftreten, und Ausschlägen mit weißen Auflage-

rungen: Nr. 4 Kalium chloratum D6 und Salbe Nr. 4 (Dosierung, Seite 17 und 18)

> Bei trockener Haut im Alter: Nr. 2 Calcium phosphoricum D6, zusätzlich Salbe Nr. 2 und Nr. 1 Calcium fluoratum D12 (Dosierung, Seite 17 und 18)

> Bei Schwielen und Hornhaut an Händen und Füßen: Nr. 1 Calcium fluoratum D12 und Salbe Nr. 1 im Wechsel mit Salbe Nr. 11 (Dosierung, Seite 17 und 18)

> Bei Hautbläschen, wenn der Bläscheninhalt wasserhell ist: Nr. 8 Natrium chloratum D6 (Dosierung, Seite 17)

> Wenn die Haut nach Verletzungen schlecht heilt und sie sehr empfindlich ist: Nr. 11 Silicea D12/D6/D3 und Salbe Nr. 11 (Dosierung, Seite 17, wechseln Sie alle 4 Wochen die Potenz)

> Bei allen Hautbeschwerden zusätzlich: Nr. 21 Zincum chloratum D6 – um Abwehr und Haut zu stabilisieren (nehmen Sie vor dem Schlafengehen 2 Tabletten)

> Bei hartnäckigen Hautbeschwerden empfehle ich meinen Patienten zur Ausscheidung von Giftstoffen für 2–4 Wochen die Sulfat-Kur (Seite 69)

Zusätzlich hilft

Hochfrequenz- und Lasertherapie (Seite 178, 179); Gesichtsdampfbäder (Seite 178); bei hartnäckigen Hautleiden: Cytolisa-Test (Seite 175); bei trockener Haut: Sonnenbäder/Solariumbesuche (10 Minuten pro Woche genügen). Fettsäuren wie Omega-3-Fettsäure-Kapseln (oder Leinöl) und Vitamin-A-reiches Gemüse/Salate: rote Paprika, Tomaten, Karotten (enthalten mit Betakarotin eine Vorstufe von Vitamin A); zusätzlich ein Zinkpräparat (Apotheke – einzunehmen nach Packungsanleitung). Hautbeschwerden hängen oft mit einer Störung des darmassoziierten Immunsystems zusammen. Eine Kur mit lebenden Darmkeimen nach erfolgter Stuhluntersuchung (Darmsanierung, Seite 176) ist deshalb von Vorteil. Bei chronischen Hautwunden, die schlecht heilen: Madentherapie (Seite 180); zur Entsäuerung des Körpers: Basenfußbad (Seite 126); Birkensaft (Seite 178); Ölziehen (Seite 181); Eigenurintherapie (Seite 177); Bioinformative Therapie nach Dr. Ludwig (Seite 173); Kolloidales Silber (Seite 179). Bei Pilzerkrankungen der Haut und Nägel einen Tropfen Teebaumöl in die Salbe Nr. 1 mischen.

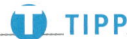 **TIPP**

Laut einer britischen Studie von 2001 kann alkoholfreier Rotwein gegen Arterienverkalkung helfen und mobilisiert einen
bestimmten Typ weißer Blutkörperchen. Wie Dr. Armin Imhof
vom Universitätsklinikum Ulm berichtete, erstreckt sich die posi-
tive Gefäß- und Herzwirkung auf alkoholfreies Bier ebenso wie
auf Wein ohne Alkohol. Die Forscher hatten den Einfluss verschiedener Getränke auf die Monozyten (weiße Blutkörperchen)
gemessen. Konzentrieren sich diese massiv in der Gefäßwand,
ist das ein Anzeichen für die Entstehung von Arteriosklerose.
42 Testpersonen erhielten drei Wochen lang entweder eine
12,5-prozentige Ethanollösung, Bier, Rotwein oder die alkohol-
freien Varianten beider Getränke. Das Resultat: In allen Gruppen
ließ sich feststellen, dass das Eindringen von Monozyten in die
Gefäßwand gehemmt war. Der mäßige Konsum sowohl alkoho-
lischer als auch alkoholfreier Getränke schützt also durch die
Beeinflussung der Monozyten das Herz-Kreislauf-System.

Herzbeklemmung, Herzschmerzen

■ **Allgemeines und Symptome:** Bei Herzschmerzen und -be-
klemmung (Angina pectoris – Brustenge) sollten Sie einen
Arzt oder Kardiologen aufsuchen, um die Ursache der Beschwerden abzuklären.

■ **Ursachen:** Bei der koronaren Herzkrankheit sind die Herz-
kranzgefäße verengt und es besteht die Gefahr eines Herz-
infarkts – deshalb ist eine rechtzeitige Behandlung wichtig.
Herzschmerzen können auch nervlich bedingt sein, das
heißt, sie entstehen aufgrund von Ärger, Stress oder Angst.
Die Herzkranzgefäße verkrampfen sich und es kommt zur
Sauerstoffunterversorgung der Herzmuskelzellen. Dadurch
entstehen die Schmerzen. Nervlich bedingte Herzschmerzen
(Herzneurose, Da-Costa-Syndrom) sind funktionell bedingt.
Sie sind dennoch nicht harmlos. Denn ein häufiges Auftreten
kann langfristig zu organischen Beschwerden führen.

Behandlung mit Schüßler-Salzen

> Generell bei Herzbeklemmung zur Entspannung: Nr. 7 Magnesium phosphoricum D6 als »Heiße Sieben« (Seite 18) und heiße Brustwickel mit der Salbe Nr. 7 (Seite 18). Geben Sie der Salbe einige Tropfen Kampfer- oder Rosmarinöl zu

> Zur Herzstärkung, auch bei Störung des Herzrhythmus: Nr. 5 Kalium phosphoricum D6 (Dosierung, Seite 17)

Zusätzlich hilft

Weißdorntee, -saft oder -tinktur, um die Durchblutung des Herzens zu verbessern (Apotheke); Magnesium- und Vitamin-E-Präparate (Apotheke, einzunehmen nach Packungsanleitung); ansteigende Fußbäder, um regulierend auf die Herzdurchblutung einzuwirken (Seite 170); Hochfrequenztherapie und Bioinformative Therapie nach Dr. Ludwig, um das Herz zu entlasten und die Durchblutung zu verbessern (Seite 178, 173). Bei erhöhten Hämatokritwerten (Seite 64, nach Prof. Lothar Wendt ist ein Wert von 35 bis 42 Prozent ideal) ist das Blut zu »dick« – eine Aderlasstherapie kann Abhilfe schaffen. Bei nervösen Herzbeschwerden hilft ein Tee aus Herzgespannkraut (2 TL Kraut mit $^{1}/_{4}$ l kochendem Wasser übergießen, 10 Minuten ziehen lassen, 2 Tassen täglich trinken); Magnesiumchlorid-Kur (Seite 180); Ausdauertraining nach Dr. van Aaken – nach vorheriger Absprache mit Ihrem Arzt/Heilpraktiker (Seite 171); Basenfußbad (Seite 126).

 INFO

Im Universitätsklinikum Heidelberg hat man festgestellt, dass grüner Tee das Herz stärkt und das Auftreten von Herzrhythmusstörungen hemmt. Die wirksame Substanz im grünen Tee – Epigallocatechingallat (EGCG) – stärkte im Reagenzglas die Kraft von Herzmuskelzellen. EGCG war im Laborversuch außerdem in der Lage, ein spezielles Amyloid (von griech. Amylo = Stärke, auch stärkeähnliche Substanz) aufzulösen, das bei Alzheimer-Patienten im Gehirn abgelagert wird. Diese Beobachtungen sollen nun in einer Studie weiter überprüft werden.

Heuschnupfen, Pollinosis, saisonale allergische Rhinitis

- **Allgemeines:** Dass Allergien in den vergangenen zehn Jahren deutlich zugenommen haben, ist für viele Menschen nichts Neues, denn sie spüren es am eigenen Leib. So hat sich seit den 1960er-Jahren die Heuschnupfen-Häufigkeit alle zehn Jahre mehr als verdoppelt!

- **Symptome:** Fließschnupfen, Augentränen und -brennen sowie Juckreiz an Augen- und Nasenschleimhaut; zusätzlich können mit der Zeit Asthma und Reaktionen auf Nahrungsmittel auftreten. Das hängt mit Kreuzreaktionen zusammen (Kreuzallergien, Glossar, Seite 182).

- **Ursachen:** Abwehrschwäche

- **Sonstiges:** In der Schulmedizin werden Antihistaminika (Glossar, Seite 182) verordnet. Sie hemmen die allergische Reaktion, heilen die Krankheit aber nicht. Die Naturheilkunde hat probate Rezepte, die die Beschwerden dauerhaft kurieren können. Beginnen Sie mit der biochemischen Behandlung je nach Auftreten der Beschwerden im Frühjahr oder Herbst.

Behandlung mit Schüßler-Salzen

> Bei akutem, wässrigem Fließschnupfen mit brennendem Sekret: Nr. 8 Natrium chloratum D6, alternativ Nr. 5 Kalium phosphoricum D6 (Dosierung, Seite 17)

> Bei erschwerter Nasenatmung aufgrund einer zugeschwollenen Nase und bei weißlichem Nasensekret: Nr. 4 Kalium chloratum D6 (Dosierung, Seite 17)

> Bei immer wieder auftretendem allergischem Schnupfen (Fließ- und Stockschnupfen): Nr. 24 Arsenum jodatum D6 (Dosierung, Seite 17)

> Bei Heuschnupfen mit ätzendem, dünnflüssigem Sekret: Nr. 13 Kalium arsenicosum D6 (Dosierung, Seite 17)

> Bei akuten oder chronischen Entzündungen der Nasenschleimhaut: Nr. 14 Kalium bromatum D6 (Dosierung, Seite 17)

> Als Konstitutionsmittel bei Neigung zu Allergien für einige Monate: Nr. 22 Calcium carbonicum D6 (Dosierung, Seite 17)

Zusätzlich hilft

Bioinformative Therapie nach Dr. Ludwig (Seite 173); Eigenurintherapie (Seite 177). Eine Kur mit Sonnenhutsaft stärkt das
Immunsystem (Apotheke/Reformhaus, einzunehmen nach
Packungsanleitung); Buteyko-Atemtechnik (Seite 174); Hochfrequenztherapie (Seite 178).

Histaminintoleranz, Seite 82

Hörstörungen

■ **Allgemeines und Symptome:** Schwerhörigkeit, Ohrenpfeifen
und -sausen (Tinnitus) sowie Lärmschwerhörigkeit bezeichnet man als Hörstörungen (Dysakusis). Kommt es plötzlich
zu meist einseitigen Hörstörungen mit Druckgefühl im Ohr
oder vollständigem Hörverlust, kann dies auf einen Hörsturz
hinweisen. Die häufigste Hörstörung ist der Tinnitus (Seite
135), an dem 5 bis 7 % der Erwachsenen leiden. Er ist meist
Begleiterscheinung eines Hörsturzes.

■ **Ursachen:** Lärm und Stress sind die häufigsten Ursachen.
Aber auch Verschiebungen von Wirbelkörpern, Durchblutungsstörungen, Bluthochdruck und Schockerlebnisse (»Ich
kann etwas nicht mehr hören«) oder krankhafte Veränderungen im Innenohr können Auslöser sein.

Behandlung mit Schüßler-Salzen

❯ Bei Hörstörungen, die im Zusammenhang mit Arteriosklerose
(»Gefäßverkalkung«) auftreten: Nr. 1 Calcium fluoratum D12
und Nr. 11 Silicea D12 (Dosierung, Seite 17)

❯ Wenn verhärtetes Ohrenschmalz vorhanden ist (durch den
HNO-Arzt festgestellt): Nr. 1 Calcium fluoratum D12 und Nr. 11
Silicea D12 (Dosierung, Seite 17)

❯ Bei Hörstörungen mit Blutandrang zum Kopf: Nr. 3 Ferrum
phosphoricum D12 (Dosierung, Seite 17)

❯ Bei Hörstörungen mit stechenden Schmerzen im Ohr: Nr. 17
Manganum sulfuricum D6 (Dosierung, Seite 17)

Zusätzlich hilft

Bei allen Arten von Hörstörungen hat sich die Low-Level-Laser-therapie nach Dr. Wilden am besten bewährt (Adressen, Seite 186). Zur Anregung der Durchblutung im Kopf- und Ohren-bereich: Ginkgopräparate (Apotheke/Reformhaus, einzunehmen nach Packungsanleitung). Bei häufigeren Beschwerden der Ohren schützen Ohrstöpsel die Innenohren vor einem Fortschreiten der Beschwerden. Indianische Ohrkerzen (Apotheke/Reformhaus, anzuwenden nach Packungsanleitung). Hilfreich sind außerdem: Hochfrequenztherapie (Seite 178); bei Arteriosklerose: Magne-siumchlorid-Kur (Seite 180); Biomechanische Stimulation (Sei-te 174); bei Stress hilft eine Veränderung der Sichtweise durch kognitive Verhaltenstherapie (Adressen, Seite 186). Bei Hörstö-rungen ist es wichtig, eine audiometrische Untersuchung durch-führen zu lassen (Hörtest beim Arzt, Heilpraktiker, Hörgeräte-Akustiker). Bach-Blüten (Seite 173): Nr. 23 Olive (wenn Sie sich ausgepowert fühlen); Nr. 39 Rescue Remedy (Notfalltropfen), Nr. 29 Star of Bethlehem (wenn der Tinnitus nach Schockerleb-nissen auftritt), Nr. 27 Rock Water (bei Panik, Verzweiflung).

Innenohrverkalkung (Otosklerose)

- **Allgemeines:** Bei der Otosklerose verhärtet sich (verknö-chert) die knöcherne Kapsel des Labyrinths im Mittelohr. Durch diesen Defekt wird die Schallübertragung behindert.

- **Symptome:** einseitige, später beidseitige Schwerhörigkeit

- **Ursachen:** häufig durchgemachte Mittelohrentzündungen

Behandlung mit Schüßler-Salzen

› Nr. 1 Calcium fluoratum D12 und Nr. 2 Calcium phosphoricum D6 (Dosierung, Seite 17), die Salben Nr. 1 und Nr. 2 um und auf das Ohr auftragen (eine morgens, eine abends)

Zusätzlich hilft

Lasertherapie nach Dr. Wilden (Seite 179); ansteigende Fuß-bäder (Seite 170); Hochfrequenztherapie (Seite 178), Bioinformative Therapie nach Dr. Ludwig (Farbpunktur der Ohrpunkte); Biomechanische Stimulation (Seite 174); Ölziehen (Seite 181); sanfte Schröpftherapie im Ohrbereich (Seite 181).

Knochenmarkentzündung

- **Allgemeines und Ursachen:** Bei der Knochenmarkentzündung (Osteomyelitis) wird zwischen der akuten und chronischen Form unterschieden. Entzündet ist das Knochenmark, oft zusätzlich noch Knochengewebe und Knochenhaut. Die akute, eitrige Osteomyelitis entsteht bei Kindern meist durch Streuung von Bakterien über das Blut, z. B. durch eine Mandelentzündung. Bei Erwachsenen tritt sie hauptsächlich durch Verletzungen oder Operationen auf. Die chronische Knochenmarkentzündung entsteht durch eine nicht ausgeheilte akute Osteomyelitis, nach operativen Eingriffen oder Verletzungen – seltener nach einer bakteriell ausgelösten Osteomyelitis (bei Kindern).

- **Symptome:** Bei der Knochenmarkentzündung, z. B. im Schädelknochen, treten Schmerzen, Schwellung, Rötung und Eiterung im betroffenen Gebiet auf.

- **Sonstiges:** Die schulmedizinische Behandlung erfolgt mit Antibiotika und Operation (Entfernung von Entzündungsherden = operative Sanierung). In manchen Fällen kann die chronische Form sehr hartnäckig und therapieresistent werden und schränkt die Lebensqualität des Betroffenen stark ein.

Behandlung mit Schüßler-Salzen

> Nr. 3 Ferrum phosphoricum D12 und Nr. 4 Kalium chloratum D6, die beiden Entzündungssalze (Dosierung, Seite 17)

> Bei aggressiven, hartnäckigen Entzündungen: Nr. 10 Natrium sulfuricum D6, alternativ Nr. 6 Kalium sulfuricum D6 – das Mittel bei chronischen Entzündungen (Dosierung, Seite 17)

> Zu Beginn einer Behandlung empfehle ich die Sulfat-Kur (Seite 69) – allerdings nur, wenn eine Öffnung des Eiterherdes vorhanden ist. Zusammen mit den zusätzlichen Maßnahmen sind die Aussichten für eine erfolgreiche Behandlung recht gut.

Zusätzlich hilft

Kolloidales Silber (Seite 179); Hochfrequenztherapie (Seite 178);
Bioinformative Therapie nach Dr. Ludwig (Seite 173); pflanz-
liche Präparate, die bakterienabtötende Substanzen enthalten:
Senföle – in Meerrettichwurzel, Kapuzinerkressekraut; Enzy-
me – aus Ananas und Papaya (Apotheke, einzunehmen nach
Packungsanleitung); Meerrettichsaft; Lasertherapie (Seite 179);
Eigenblut- und Eigenurintherapie (Seite 177); Biomechanische
Stimulation (Seite 174).

Laktoseintoleranz, Seite 82

Lebererkrankungen (Leberentzündung, -schwäche, Fettleber, Leberzirrhose)

■ **Allgemeines und Ursachen:** Die Leber ist neben den Nieren
unser wichtigstes Ausscheidungsorgan. Wird dieses Organ
durch eine unsachgemäße Ernährung und Genussmittel wie
Alkohol belastet, ist die Entgiftungsfunktion eingeschränkt.
Folgende Erkrankungen können auftreten:

> Die Hepatitis oder Leberentzündung ist meist infektiös
und wird durch Viren (Virushepatitis A, B, C, D, E), Bakterien oder Protozoen (Einzeller) verursacht. Durch die Entzündung entwickelt sich eine Leberzellschädigung.

> Die Hepatose ist eine Lebererkrankung mit degenerativen
(entartenden) Veränderungen des Lebergewebes. Sie kann
sich durch eine chronische Hepatitis entwickeln, die in
eine Fettleber oder Leberzirrhose übergeht.

> Die Fettleber ist die häufigste Erkrankung der Leber. Fett-
leber bedeutet, dass ein übermäßiger Fettgehalt im Lebergewebe (Fettablagerung in Tröpfchenform) vorliegt. Sie
tritt z. B. bei Adipositas, Eiweißmangel, Diabetes, chroni-
schem Alkoholismus, als Folge von Lebergiften (z. B. Medikamente), bei Sauerstoffmangel infolge einer Anämie und
bei Herz-Kreislauf-Schwäche auf.

> Bei Leberschwäche sind aufgrund von Antlitz- oder Irisdia-
gnose-Zeichen Belastungen ersichtlich.

■ **Symptome:** Bei eingeschränkter Funktion im Anfangsstadium nur geringe Symptome wie Müdigkeit, Kopfschmerzen, Völlegefühl, Durchschlafstörungen, Übelkeit oder Juckreiz. Erst bei lang andauernder Belastung sind die lebertypischen Blutwerte erhöht. Bei infektiösen Lebererkrankungen und Hepatosen treten die folgenden Symptome auf: Appetitverlust und Störung des Allgemeinzustands und -befindens. Bei entzündlichen Erkrankungen auch Gelbsucht, Fieber und Anstieg der Transaminasen (bestimmte Enzyme, die infolge des Leberzellenuntergangs im Blut erhöht sind).

■ **Sonstiges:** Grenzwertige Leberwerte sind immer ein Warnsignal, die Trink- und Essgewohnheiten zu überprüfen, um einer weiteren Belastung Einhalt zu gebieten. Auch Fuselalkohole, die im Darm durch Gärprozesse oder Pilze entstehen, können zum Anstieg der Leberwerte führen. Sind die Leberwerte erhöht, sind zusätzliche naturheilkundliche Maßnahmen erforderlich, um sie wieder zu normalisieren.

Behandlung mit Schüßler-Salzen

› Die Schwefel-Salze sind besonders wichtig für die unterstützende Behandlung der Leber – dazu zählen die Salze Nr. 6

 INFO

Der Akupunktur liegt zugrunde, dass gereizte oder funktionsschwache Organe über die Leitungsbahnen (Meridiane) angesprochen werden können. Durch Behandlung des Lebermeridians lässt sich die Leberfunktion stabilisieren. Akupunktur geht auf die alten Chinesen zurück. Sie verwendeten Gold- oder Silbernadeln, um entweder ein Organ zu beruhigen (sedieren) oder zu stärken (tonisieren). In Zusammenarbeit mit Akupunkturspezialisten wurden in den vergangenen Jahren Geräte entwickelt, die den energetischen Zustand der Meridiane messen. Der erste Arzt war Dr. Voll, der Erfinder der Elektroakupunktur. Er hatte zusammen mit Dr. Dieter Aschoff ein Verfahren für die feinstoffliche Punktmessung an Fingern und Füßen entwickelt.

Kalium sulfuricum D6, Nr. 10 Natrium sulfuricum D6 und
Nr. 12 Calcium sulfuricum D6 (Sulfat-Kur, Seite 69)

> Zusätzlich eignen sich auch: Nr. 13 Kalium arsenicosum D6
und Nr. 17 Manganum sulfuricum D6 (Dosierung, Seite 17)

> Massieren Sie täglich ein- bis zweimal die Salben Nr. 3 und
Nr. 6 unter dem rechten Rippenbogen (in der Hand vor dem
Auftragen mischen) bis nach links über das Brustbein ein

Zusätzlich hilft

Pflanzen, die Bitterstoffe und/oder leberstärkende Inhaltsstoffe
enthalten, in erster Linie Mariendistel und Benediktenkraut. Mischen Sie beide Teedrogen zu gleichen Teilen; 1 TL Kraut mit
einer großen Tasse kochendem Wasser übergießen, 5–10 Minuten ziehen lassen, 1–2 Tassen täglich trinken. Leberstärkend
wirken außerdem Pflanzensäfte aus Artischocke, Löwenzahn
und Schwarzrettich. Achten Sie auf Bitterstoffe in der Nahrung –
z. B. Endivien-, Radicchio-, Chicorée- oder Löwenzahnblätter-
Salat. Wirkungsvoll ist ein Leberwickel vor dem Schlafengehen
(Seite 156). Gut wirken außerdem Zink und/oder Phospholipide
(Glossar, Seite 183) aus Soja, Vitamin B_1, B_6 und B_{12}-Präparate
(Apotheke, einzunehmen nach Packungsanleitung). Bioinfor-
mative Therapie nach Dr. Ludwig (Seite 173). Essen Sie wenig
Fettes und Süßes und meiden Sie Alkohol.

Lichen

■ **Allgemeines und Symptome:** Lichen (Flechte) ist ein Sammel-
begriff für akute oder chronische, nichtinfektiöse Hautkrankheiten, bei denen sich kleine, flache oder zugespitzte Knötchen auf der Haut bilden. Sie treten einzeln oder gruppiert auf,
können auch leicht schuppen. Lichen ruber planus ist eine
chronisch-entzündliche, juckende Erkrankung der Haut an
Unterarmen und -schenkeln und der Halbschleimhäute mit
stecknadelkopfgroßen, matt glänzenden, dunkel- bis violett-
roten Schleimhautveränderungen. Es gibt auch Lichen-ruber-
artige Hautausschläge auf Arzneimittel (z. B. Gold-Präparate).

■ **Ursachen:** unklar, eventuell zelluläre Immunreaktionen

Behandlung mit Schüßler-Salzen

› Generell: Nr. 3 Ferrum phosphoricum D12 und Salbe Nr. 3 sowie Nr. 6 Kalium sulfuricum D6 und Salbe Nr. 6 (Dosierung, Seite 17 und 18)

› Geeignet sind außerdem, vor allem, wenn die anderen Salze nicht befriedigend wirken: Nr. 14 Kalium bromatum D6, Nr. 18 Calcium sulfuratum D6, Nr. 23 Natrium bicarbonicum D6 und Nr. 24 Arsenum jodatum D6 (Dosierung, Seite 17)

Zusätzlich hilft

Eigenurinbetupfungen und -spülungen sowie die innerliche Einnahme von Eigenurin (Seite 177); Hochfrequenztherapie (Seite 178); Bioinformative Therapie nach Dr. Ludwig (Seite 173); Fischöl-Kapseln (mit hohem Anteil an Eicosapentaensäure/Icosapent); Ananas- und Papaya-Enzyme (Apotheke, einzunehmen nach Packungsanleitung); Bepinselungen mit Teebaumöl.

Lumbago (Hexenschuss), Kreuzschwäche

■ **Allgemeines und Symptome:** Die Medikamente, die heute am häufigsten verordnet werden, sind Schmerzmittel gegen Rückenschmerzen und Medikamente gegen Angsterkrankungen. Bei Rückenbeschwerden ist meist die Lendenwirbelsäule betroffen. Beim echten Hexenschuss, medizinisch als Lumbago bezeichnet, handelt es sich um einen meist akut einsetzenden stechenden Kreuzschmerz mit Lähmungsgefühl, Zwangshaltung, Bewegungssperre, Muskelhartspann. Er kann in eine chronische Form übergehen – der Bereich bleibt empfindlich. Viele Menschen sprechen dann von Kreuzschwäche und sie sind »kreuzlahm«.

■ **Ursachen:** Beinlängendifferenz, Beckenschiefstand, Stürze, plötzliche, unsachgemäße Bewegungen (meist Drehbewegungen), altersbedingte (arthrotische) Veränderungen von Wirbelkörpern oder Wirbelfehlstellungen

■ **Sonstiges:** Die Beschwerden treten meist im Frühjahr und Herbst auf. Durch eine muskelstärkende Gymnastik (Rückenschule), Bewegung (Schwimmen im warmen Wasser) und physiotherapeutische Anwendungen kann eine Verschlechterung oder ein Fortbestehen der Erkrankung verhindert werden. Manuelle Wirbelsäulentherapie, Vitamin-B-Präparate, Korrektur der Beinlängendifferenz und Schüßler-Salze bieten hervorragende Möglichkeiten, die Erkrankung auszuheilen.

Behandlung mit Schüßler-Salzen

> Gegen den Muskelhartspann und die Schmerzen: Nr. 7 Magnesium phosphoricum D6 als »Heiße Sieben« (Seite 18) und Salbe Nr. 7 (wirkt schmerzstillend und lockernd auf die Muskulatur) – auch mehrmals täglich; bei hartnäckiger Muskelverspannung (Hartspann) mischen Sie je 2 Tropfen Neroli- und Lavendelöl unter die Salbe Nr. 7.
> Bei akuten und chronischen Beschwerden: Nr. 3 Ferrum phosphoricum D12 und Nr. 9 Natrium phosphoricum D6 (oder Nr. 13 Kalium arsenicosum D6) und die Salben Nr. 3 und Nr. 9 (Dosierung, Seite 17 und 18)
> Zur Nachbehandlung von akuten Beschwerden und bei chronischen Beschwerden für mehrere Wochen: Salbe Nr. 1 Calcium fluoratum (morgens), Nr. 2 Calcium phosphoricum (mittags) und Nr. 11 Silicea (abends, Dosierung, Seite 18)

Zusätzlich hilft

Wirbelsäulengymnastik, um die Muskeln im Bereich der Wirbelsäule zu stärken und zu lockern; Fangopackungen (es gibt Heimfangopackungen in der Apotheke); Einreibungen mit Arnika- und Johanniskrautöl (entspannt und wirkt schmerzstillend); Hochfrequenz- und/oder Lasertherapie zur Entzündungshemmung und für die Regeneration von Nerven- und Muskelgewebe (Seite 178 und 179); Moorpackungen (Apotheke, anzuwenden nach Packungsanleitung); bei Entzündungen: Ananas- und Papaya-Enzyme (Apotheke, einzunehmen nach Packungsanleitung); Magnesiumpräparate oder ein Chininpräparat (Apotheke) helfen gegen die Muskelverspannung; Vitamin B_1 (Apotheke, einzunehmen nach Packungsanleitung); feuchtheiße Auflagen in Kombination mit einer Wärmflasche, um die Muskelverspannung zu lösen, oder die Magnesiumchlorid-Kur (Seite 180); Ausdauertraining nach Dr. van Aaken (Seite 171); Basenfußbad (Seite 126); auch heiße Heublumenbäder (Apotheke) und Sauna oder Infrarotkabine sind wohltuend. Hilfreich ist eine Schröpftherapie (Seite 181); bei Kreuzschwäche: Biomechanische Stimulation (Seite 174). Wichtig ist, dass Sie ausreichend Wasser trinken (2–3 l pro Tag, wenn keine Erkrankung dagegenspricht). Helfen kann außerdem die Stuhllage: Legen Sie sich auf den Boden und winkeln Sie die Beine über einem Stuhl an, verharren Sie in dieser Position 15 Minuten oder länger (nicht, wenn es schmerzhaft ist), so kann die Muskulatur entspannen; manuelle Wirbelsäulentherapie, um Fehlstellungen von Wirbelkörpern und Beinlängendifferenzen auszugleichen.

Metabolisches Syndrom

- **Allgemeines:** Unter dem metabolischen Syndrom (von metabolisch (Med.) = den Stoffwechsel betreffend, stoffwechselbedingt) versteht man einen Krankheitskomplex mit stoffwechselbedingter Ursache. Dabei kommt es zu Störungen in der Zusammensetzung der Blutfette, hohem Blutdruck, Störungen der Blutgerinnung sowie zum Typ-II-Diabetes (Seite 76).

- **Symptome:** In der Folge kommt es zu Herzbeschwerden, Hüft- und Kniegelenksarthrose und Bandscheibenleiden.

- **Ursachen:** genetische Voraussetzungen, Bewegungsmangel, Übergewicht, Fehlernährung, Stress und Alkohol

- **Sonstiges:** Bedeutend beim metabolischen Syndrom und anderen ernährungsbedingten Krankheiten sind die Kosten, die die Versichertengemeinschaft belasten. Im Jahr 2007 wurde 70 Millionen Euro für die Behandlung ernährungsbedingter Krankheiten ausgegeben.

Behandlung mit Schüßler-Salzen

Schüßler-Salze können Hilfs-, aber nicht Heilmittel sein.

› Zur Anregung des Stoffwechsels, zur Verbesserung der Fettverbrennung und zur Regulation des Glukosestoffwechsels:

Nr. 9 Natrium phosphoricum D6, Nr. 10 Natrium sulfuricum D6 und Nr. 21 Zincum chloratum D6 (Dosierung, Seite 17)

Zusätzlich hilft

Neben einer naturheilkundlichen Therapie (Schüßler-Salze und unterstützende Maßnahmen) ist vorrangig wichtig, dass Sie Ihre Ess- und Lebensgewohnheiten überdenken. Bewegen Sie sich regelmäßig, treiben Sie Sport und versuchen Sie vor allem Ihr Gewicht zu reduzieren. Ernähren Sie sich gesund mit viel Obst, Gemüse, Salat und meiden Sie Süßigkeiten und Torten. So haben Sie eine reelle Chance, das Ruder nochmals herumzureißen. Und das in Ihrem eigenen Sinne; denn Sie erhalten so mehr Lebensqualität und haben beste Chancen, gesund alt zu werden!

Für einen gut funktionierenden Stoffwechsel: Artischocken-, Schwarzrettich- und Brennnesselsaft (Reformhaus/Apotheke, einzunehmen nach Packungsanleitung). Regelmäßige Aderlässe, um die Fließeigenschaften des Blutes und die Durchblutung in den kleinsten Gefäßen zu verbessern; spezielle Vitaminkombinationen (Apotheke/Reformhaus, einzunehmen nach Packungsanleitung), die die Gefäße schützen und Verhärtungen abbauen; Basenfußbad (Seite 126).

Migräne

- **Allgemeines und Symptome:** Die Migräne ist ein anfallweise auftretender und sich periodisch wiederholender, meist halbseitiger Kopfschmerz. Begleitend treten oft kurz dauernde Funktionsstörungen wie Flimmersehen, Schwindel, Übelkeit und Brechreiz auf.

- **Ursachen** (in der Naturheilkunde): Darmpilzerkrankungen, Wirbelkörperverschiebungen, Nahrungsmittelunverträglichkeiten und -allergien, Durchblutungsstörungen, Schock- und Konflikterlebnisse, Fehlen spezifischer Frequenzmuster (Seite 173) in der Atmosphäre (Wetterfühligkeit); Narben, die im Körper Störfelder darstellen, devitale (»tote«) Zähne; Elektrosmog oder geopathische Störfelder (Glossar, Seite 182) wie Wasseradern, Erdstrahlen

Behandlung mit Schüßler-Salzen

> Bei Migräne mit pulsierenden, zuckenden Krämpfen im Kopf: Nr. 19 Cuprum arsenicosum D6 (Dosierung, Seite 17)

> ... mit Druckgefühl im Kopf: Nr. 3 Ferrum phosphoricum D12 (Dosierung, Seite 17)

> ... mit Sehstörungen, Übelkeit: Nr. 7 Magnesium phosphoricum D6 und Nr. 8 Natrium chloratum D6 und Nr. 11 Silicea D12 (Dosierung, Seite 17)

> ... mit Übelkeit, Schwindel und Erbrechen von weißem Schleim: Nr. 4 Kalium chloratum D6 (Dosierung, Seite 17)

> ... mit Erbrechen von durchsichtigem Schleim: Nr. 8 Natrium chloratum D6 (Dosierung, Seite 17)

> ... mit auf den Migräneanfall folgender großer Schwäche: Nr. 5 Kalium phosphoricum D6 (Dosierung, Seite 17)

> ... mit Blässe: Nr. 8 Natrium chloratum D6 und Nr. 2 Calcium phosphoricum D6 (Dosierung, Seite 17)

> Bei aufgedunsenen, dicklichen Personen: Nr. 22 Calcium carbonicum D6 (Dosierung, Seite 17)

> Gute Erfahrungen habe ich mit dem Migräne-Schema: Nehmen Sie von folgenden Salzen 2–4 Tabletten über den Tag verteilt ein (in dieser Reihenfolge, immer nur eine Tablette im Mund zergehen lassen): Nr. 5 Kalium phosphoricum D6, Nr. 7 Magnesium phosphoricum D6, Nr. 8 Natrium chloratum D6, Nr. 22 Calcium carbonicum D6 und Nr. 11 Silicea D12

Zusätzlich hilft

Manuelle Wirbelsäulentherapie; Cytolisa-Test (Seite 175); Untersuchung des Stuhlgangs auf Pilze und pathogene Keime (Darmsanierung, Seite 176); zur Kreislaufregulation: ansteigende Fußbäder (Seite 170); Bioinformative Therapie nach Dr. Ludwig (Seite 173), Hochfrequenztherapie (Seite 178); Biomechanische Stimulation (Seite 174); Magnesiumchlorid-Kur (Seite 180); Reflexzonen nach Spielmann (Literatur, Seite 184).

Morbus Basedow, *Schilddrüsenüberfunktion*, Seite 127

Morbus Bechterew, *Bechterew-Krankheit*, Seite 68

Morbus Crohn, Crohn-Krankheit

■ **Allgemeines:** Morbus Crohn ist eine vor allem bei jüngeren Erwachsenen vorkommende, oft schubweise und chronisch verlaufende Entzündung des unteren Dünndarmbereichs (Krummdarm). Allerdings können auch höher liegende Darmabschnitte befallen sein und die Entzündung kann auf den Dickdarm übergreifen. Die Krankheit beginnt mit Lymphstauung, Schwellungen (Ödeme) und Veränderungen der Darmschleimhaut. Später bilden sich Geschwüre und Fisteln; dann schrumpft das Darmgewebe.

■ **Symptome:** krampfartige oder andauernde Schmerzen im Unterbauch (vor allem bei Stuhlentleerungen), Durchfall, seltener Verstopfung; der Stuhlgang kann blutig sein – dadurch tritt eine Anämie auf (Blutarmut)

■ **Ursachen:** Möglicherweise Erbfaktoren, Autoimmunreaktionen (Glossar, Seite 182), Nahrungsmittelreaktionen; derzeit gibt es jedoch keine sichere Aussage über die Ursachen. Dr. med. Ryke Geerd Hamer hat festgestellt, dass Ärgerkonflikte das Entstehen und immer wieder erneute Auftreten der Entzündungen verursacht.

Behandlung mit Schüßler-Salzen

› Bei Entzündung der Darmschleimhaut mit Schmerzen und Krämpfen: Nr. 7 Magnesium phosphoricum D6 als »Heiße Sieben« (Seite 18), alternativ Nr. 19 Cuprum arsenicosum D6 (Akutdosierung, Seite 16)

› … mit Durchfall und gelblich-bräunlich belegter Zunge: Nr. 6 Kalium sulfuricum D6 (Dosierung, Seite 17)

› … mit wässrigem Durchfall: Nr. 8 Natrium chloratum D6 (Dosierung, Seite 17)

› … mit blutig-schleimigem Durchfall und weißgrau belegter Zunge: Nr. 4 Kalium chloratum D6 (Dosierung, Seite 17)

› Außerdem sind geeignet (auch als Konstitutionsmittel bei generell empfindlicher Schleimhaut): Nr. 13 Kalium bromatum D6, Nr. 17 Manganum sulfuricum D6, Nr. 20 Kalium Aluminium sulfuricum D6, Nr. 22 Calcium carbonicum D6 (Dosierung, Seite 17)

› Zur Regulation des Stoffwechsels: Nr. 23 Natrium bicarbonicum D6 (Dosierung, Seite 17)
› Bei krampfartigen Schmerzen: Nr. 19 Cuprum arsenicosum D6 (Dosierung, Seite 17)

Zusätzlich hilft

Bei Entzündungen: Ananas- und Papaya-Enzyme (Apotheke, einzunehmen nach Packungsanleitung); Heilerde für die innere Einnahme (Apotheke, einzunehmen nach Packungsanleitung); Tee aus der Tormentillwurzel (bei Blutungen); Eigenurintherapie (Seite 177); Stuhluntersuchung (Darmsanierung, Seite 176); Bioinformative Therapie (Seite 173); Zinkpräparate (Zinkhistidin) zur Stärkung des Immunsystems und der Darmschleimhaut; Cytolisa-Test (Seite 175); Bauchmassage mit Weihrauch- und Olivenöl (im Verhältnis 2 : 50 mischen).

Morbus Hashimoto

■ **Allgemeines:** Die Hashimoto-Krankheit ist eine Entzündung der Schilddrüse (Thyreoiditis). Es handelt sich um eine Autoimmunkrankheit (Glossar, Seite 182). Die Erkrankung tritt meist bei Frauen ab dem 40. Lebensjahr auf. Oft tritt die Erkrankung zusammen mit anderen Autoimmunerkrankungen auf.

■ **Symptome:** Vergrößerung der Schilddrüse (Kropf) mit Störungen der hormonalen Funktion – dabei kommt es zu einer Unterfunktion bei der Hormonproduktion der Schilddrüse.

■ **Ursachen:** Die genaue Ursache ist noch nicht hinreichend geklärt. Diskutiert werden eine genetische Vorbelastung, Stress, schwer verlaufende Viruserkrankungen, Störungen der Nebennierenrinde und Umwelteinflüsse. Auch über die Bedeutung einer übermäßigen Jodzufuhr als Ursache für den Ausbruch der Krankheit wird diskutiert.

Behandlung mit Schüßler-Salzen

› Nr. 11 Silicea D6 und Nr. 3 Ferrum phosphoricum D12 für vier Wochen; anschließend für vier Wochen Nr. 11 Silicea D12 (Dosierung, Seite 17)

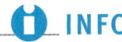 **INFO**

Die Ursache von Autoimmunerkrankungen ist eine überschießende Reaktion des Immunsystems gegen körpereigenes Gewebe. Daran beteiligt sind T-Lymphozyten (spezielle Gruppe
weißer Blutkörperchen), sie sollen schädliche Fremdkörper erkennen und zerstören, sowie die B-Lymphozyten, die Antikörper produzieren und eine Gedächtnisfunktion haben. So kann
das Immunsystem Maßnahmen, mit denen dasselbe Problem
schon früher einmal erfolgreich gelöst worden war, einleiten.
Bei manchen Menschen reagiert das Immunsystem unkontrol-
liert, d. h., die eigenen Zellen werden als Feind angesehen und
von den immunkompetenten, d. h. den für die Abwehr zustän-
digen Zellen angegriffen. Die Gründe für dieses Verhalten kennt
man nicht, jedoch weiß man, dass diese fehlgesteuerte Reaktion bei Erkrankungen wie Morbus Hashimoto, multipler Sklerose und Morbus Crohn abläuft.

Zusätzlich hilft

Bioinformative Therapie nach Dr. Ludwig (Seite 173); Hochfrequenztherapie (Seite 178); Eigenurin- und Eigenbluttherapie
als Umstimmungstherapie (Seite 177).

Morbus Menière

- **Allgemeines:** Bei der Menière-Krankheit handelt es sich um
  eine Lymphschwellung im Innenohr, die aufgrund eines
  chronischen Sauerstoffmangels auftritt.

- **Symptome:** Drehschwindel, der sich bei Bewegung verstärkt,
  mit dem Gefühl des Schwankens oder Liftfahrens, Übelkeit,
  Erbrechen, Ohrensausen und Hörstörungen (z. B. Schwerhörigkeit), Druckgefühl im Ohr. Die Symptome treten meist
  einseitig und anfallweise auf. Während des akuten Anfalls
  kann es auch zu Augenzittern kommen.

- **Ursachen:** möglicherweise ein gestörter Kaliumhaushalt der
  Zellen

Behandlung mit Schüßler-Salzen

> Nr. 7 Magnesium phosphoricum D6 und Nr. 10 Natrium sulfuricum D6; alternativ zur Nr. 10 sind Nr. 4 Kalium chloratum D6 oder Nr. 14 Kalium bromatum D6 (zur Regulation des Kaliumhaushalts) oder Nr. 3 Ferrum phosphoricum D12 (für eine bessere Durchblutung der Innenohren) geeignet (Dosierung, Seite 17)

Zusätzlich hilft

Hochfrequenz- und/oder Lasertherapie (Seite 178, 179 – nach einer Praxisbehandlung auch mit einem speziellen Heimgerät); Bioinformative Therapie nach Dr. Ludwig (Seite 173).
Meiden Sie Rauchen, Kaffee, Alkohol und vor allem Stress. Ansteigende Fußbäder sind geeignet, um die Durchblutung im Kopfbereich zu verbessern; Magnesiumchlorid-Kur (Seite 180); Gleichgewichtsübungen (nach Anleitung Ihres HNO-Arztes).

Morbus Paget

■ **Allgemeines:** Knochen- und Gelenkschmerzen, die in der kalten Jahreszeit schlimmer werden, müssen nicht immer auf Rheuma hindeuten. Sie können auch eine Knochenstoffwechselerkrankung sein, die sich Morbus Paget nennt. Sie ist inzwischen nach der Osteoporose die zweithäufigste Erkrankung des Knochenstoffwechsels.

■ **Symptome:** Lokale Gelenk- und Knochenschmerzen; wird nicht rechtzeitig behandelt, können Verdickungen an Armen und Beinen, Schwerhörigkeit oder ein vergrößerter Schädelumfang auftreten.

■ **Ursachen:** Ähnlich wie bei Osteoporose findet ein verstärkter Abbau von Knochen statt – allerdings wird zugleich verstärkt neuer Knochen aufgebaut.

■ **Sonstiges:** Entdeckt wird die Erkrankung (in der Praxis viel zu selten) durch eine Blutuntersuchung, bei der das Enzym Alkalische Phosphatase bestimmt wird. Ist der Wert erhöht, kann dies auf Morbus Paget hindeuten. Bei einer Erhöhung sollte eine Lebererkrankung ausgeschlossen und in bestimmten Abständen das Blut erneut untersucht werden. Als weitere Untersuchung kann eine Röntgenuntersuchung Aufschluss geben. Inzwischen wurden spezielle Infusionslösungen entwickelt, die die Lebensqualität der Patienten verbessern und die Schmerzen reduzieren.

Behandlung mit Schüßler-Salzen

Alle Salze, die auf den Knochenstoffwechsel wirken, eignen sich.

> Ich empfehle Ihnen diese Kur – sie sollte mindestens ein halbes, besser noch ein Jahr durchgeführt werden: Nr. 1 Calcium fluoratum D6 und D12, Nr. 7 Magnesium phosphoricum D6 und D12, Nr. 11 Silicea D6 und D12; je Salz und Potenz 2 Tabletten über den Tag verteilt einnehmen (vor dem Schlafengehen die letzte Tablette)

> Weitere Salze, die auf den Knochenstoffwechsel einwirken: Nr. 17 Manganum sulfuricum D6, Nr. 19 Cuprum arsenicosum D6, Nr. 22 Calcium carbonicum D6 (Dosierung, Seite 17)

Zusätzlich hilft

Zur Entsäuerung des Körpers ein Mineralstoffpräparat (Apotheke), das Kalium, Mangan und Zink enthält (Info, Seite 84). Dolomit-Pulver (Seite 176); Verzicht auf Kaffee, Schwarztee, Alkohol, Cola- und Limonadengetränke, tierisches Eiweiß (vor allem Fleisch, Wurst, Fisch), Süßigkeiten und Weißmehlprodukte. Säurehemmende oder basenbildende Nahrung (Gemüse- und Fruchtsäfte, Kräutertee, Gemüse und Blattsalate); Bioinformative Therapie nach Dr. Ludwig – pulsierende Magnetfelder stimulieren den Knochenstoffwechsel (Seite 173); Reflexzonen nach Spielmann (Literatur, Seite 184).

Morbus Parkinson, *Parkinson-Krankheit*, Seite 121

Morbus Raynaud, *Durchblutungsstörungen*, Seite 79

Morbus Wilson, *Wilson-Krankheit*, Seite 141

Mukoviszidose

- **Allgemeines und Ursachen:** Die Mukoviszidose ist eine erbliche Störung der Ausscheidung von Drüsenabsonderungen mit fortschreitenden zystisch-fibrotischen Veränderungen (vor allem an der Bauchspeicheldrüse und den Bronchien – Glossar, Seite 183). Ursache für die Erkrankung ist das Versagen eines Enzymmechanismus in der Zelle. Dadurch kommt es zu Zähflüssigkeit der Sekrete und in der Folge zu Veränderungen der Drüsen.

- **Symptome:** *Mukoviszidose im Verdauungstrakt*: Störungen der Nährstoffaufnahme (Malabsorption), Hervorquellen des Mastdarms und Leberzirrhose; *Lungen-Mukoviszidose*: asthmatoide (asthmaähnliche) Bronchitis, chronischer Husten, mangelhafte bis fehlende Entfaltung der Lungenbläschen und Nebenhöhlenentzündungen.

- **Sonstiges:** Die Behandlung erfolgt durch Ferment-, Kochsalz- und Vitamin-Substitution und kalorien- und eiweißreiche sowie fettarme Diät. Oft werden Antibiotika verordnet, um die Entzündungen einzudämmen.
  Neueste Untersuchungen (Universität Heidelberg und Universität North Carolina/Dr. Mall und Dr. Boucher; 2008) haben gezeigt, dass trockene Atemwege bei der Entstehung der Mukoviszidose eine Rolle spielen. Ein fehlerhaftes Gen führt dazu, dass der Salz- und Wassertransport der Schleimhäute in Lunge, Darm und anderen Organen verändert ist, weil bestimmte Natrium-Kanäle (Transportwege für Natrium) in den Zellen falsch arbeiten.

Behandlung mit Schüßler-Salzen

- › Nr. 8 Natrium chloratum D6/D12, Nr. 3 Ferrum phosphoricum D12 und Nr. 4 Kalium chloratum D6 und Nr. 1 Calcium fluoratum D12 sowie Nr. 11 Silicea D12 (Dosierung, Seite 17)
- › Außerdem bei Verhärtung/Erkrankung der Schleimhäute: Nr. 16 Lithium chloratum D6 und Nr. 24 Arsenum jodatum D6 (Dosierung, Seite 17)
- › Äußerlich sind die Salben Nr. 1 und Nr. 11, auf Brust, Rücken und Bauch aufgetragen, hilfreich

Zusätzlich hilft

Eigenblut- und Eigenurintherapie (Seite 177); Bioinformative Therapie nach Dr. Ludwig (Seite 173); Darmsanierung (Seite 176) nach Stuhlanalyse in einem Fachlabor (nach einer Pilzbehandlung können die erhöhten Entzündungswerte zurückgehen); Cytolisa-Test (Seite 175); spagyrische Blutkristallanalyse, um Organschwächen festzustellen; spagyrische Mineralstoffmischungen und Pflanzenextrakte gemäß der Blutkristallanalyse; Vitalstoffpräparate wie Vitamin C, B und E; Dolomit-Pulver (Seite 180).

Multiple Sklerose

■ **Allgemeines:** Die multiple Sklerose (auch als Polysklerose, Charcot-Krankheit, Encephalomyelitis disseminata, MS bezeichnet) ist eine Erkrankung des Zentralnervensystems, die vorwiegend im zweiten bis fünften Lebensjahrzehnt auftritt. Dabei werden die Markscheiden von Nerven (isolierende Umhüllung) geschädigt oder zerstört. Der Verlauf ist schubweise.

■ **Symptome:** Lähmungen, Entzündungen des Augennervs mit Sehstörungen, Sprachstörungen; außerdem Sensibilitäts-, Blasen- und Mastdarmstörungen; die Symptome variieren.

■ **Ursachen:** schulmedizinisch nach wie vor ungeklärt; diskutiert werden Viren als Auslöser

Behandlung mit Schüßler-Salzen

> Morgens Nr. 2 Calcium phosphoricum D6, mittags Nr. 5 Kalium phosphoricum D6 und abends Nr. 7 Magnesium phosphoricum D6 – jedes Salz als »Heiße Sieben« (Seite 18)
> Zusätzlich: Nr. 8 Natrium chloratum D6 (Dosierung, Seite 17)

Zusätzlich hilft

Eigenblut- oder Eigenurintherapie (Seite 177); Enzyme, die entzündungshemmend wirken: Bromelain und Papain (Apotheke, einzunehmen nach Packungsanleitung); Omega-3-Fettsäuren (mit hohem Anteil an EPA); Vitamin-B-Komplex und Zinkorotat; Bioinformative Therapie (Seite 173), Hochfrequenztherapie (Seite 178); Biomechanische Stimulation (Seite 174); Magnesiumchlorid-Kur (Seite 180); Reflexzonen nach Spielmann (Literatur, Seite 184); Budwig-Kost (Info, Seite 138).

Nahrungsmittelallergie, -unverträglichkeit

■ **Allgemeines und Symptome:**

> Die Nahrungsmittelallergie ist eine allergische Reaktion (Glossar, Seite 182) auf Bestandteile von Lebensmitteln (vor allem Eiweiße) und äußert sich in Magen-Darm-Beschwerden, Übelkeit, Kreislaufkollaps, Hautausschlägen (Hautquaddeln, Hautrötung), Kopfschmerzen und Atemnot. Die allergische Reaktion tritt sofort nach Aufnahme der Nahrungsmittel auf und kann über Hauttestungen festgestellt werden (Epicutan-, Pricktest).

> Nahrungsmittelunverträglichkeiten liegt ein Mangel an bestimmten Enzymen zugrunde. Die Unverträglichkeitsreaktion kommt verzögert (manchmal nach zwei Tagen) zustande. So fehlt oft der zeitliche Zusammenhang, um bestimmte Nahrungsmittel als Auslöser zu identifizieren. Sie äußert sich meist in Allgemeinsymptomen wie Kopfschmerzen, Muskelschmerzen, Schnupfen, Asthma, Hautausschlägen, Verdauungsbeschwerden (z. B. Durchfall) oder unkontrollierter Gewichtszunahme.

■ **Ursachen:**

> Nahrungsmittelallergie: vom Immunsystem gebildete Antikörper gegen Bestandteile der Nahrung

> Nahrungsmittelunverträglichkeiten: unverträgliche Nahrungsmittel, weil sie wegen des Enzymmangels nicht richtig zerlegt werden können

■ **Sonstiges:** Die Unverträglichkeit ist über eine Eliminationsdiät oder eine bestimmte Laboruntersuchung (Cytolisa-Test, Seite 175) festzustellen. Bestehen die Beschwerden längere Zeit, kommt es zu irreparablen Schäden an den Darmzotten. Deshalb sollten Nahrungsmittel, auf die starke Reaktionen beim Cytolisa-Test auftreten, auch nach einer Karenzzeit von drei Monaten gemieden werden.

Behandlung mit Schüßler-Salzen

› Generell bei Unverträglichkeitsreaktionen und Allergien: Nr. 2 Calcium phosphoricum D6, Nr. 7 Magnesium phosphoricum D6 und Nr. 8 Natrium chloratum D6 (Dosierung, Seite 17)

› Zur Stärkung der Magen- und Darmschleimhaut: Nr. 4 Kalium chloratum D6 (Dosierung, Seite 17)

› Geeignet sind bei allergischen Reaktionen auch: Nr. 15 Kalium jodatum D6, Nr. 17 Manganum sulfuricum D6 und Nr. 22 Calcium carbonicum D6 (Dosierung, Seite 17)

Zusätzlich hilft

Bioinformative Therapie (Seite 173); Cytolisa-Test (Seite 175); Darmsanierung (Seite 176); Darmeinlauf zur Reinigung des Enddarms (Seite 176); Eigenurintherapie (Seite 177); Vitamin C und Zink (Apotheke/Reformhaus, einzunehmen nach Packungsanleitung); Kur mit Sonnenhutsaft und Birkensaft (Apotheke/Reformhaus, einzunehmen nach Packungsanleitung).

Neurodermitis

■ **Allgemeines:** Die Neurodermitis ist eine chronisch-entzündliche und in Schüben verlaufende Hauterkrankung. Es besteht eine Neigung zu Allergien.

■ **Symptome:** starker, quälender Juckreiz (hauptsächlich an Ellenbeugen, Kniekehlen, Hals und Kopfhaut); die Haut ist gerötet, verdickt und entzündet.

■ **Ursachen:** Man nimmt mehrere Faktoren wie Überempfindlichkeitsreaktionen auf Nahrungsmittel und Substanzen aus der Umwelt, Abwehrschwäche oder psychische Konflikte an.

Behandlung mit Schüßler-Salzen

Sehr gute Erfahrungen habe ich bei meinen Patienten als Einleitung der Behandlung mit der vierwöchigen Sulfat-Kur gemacht (Seite 69). Anschließend ist das Immunschema geeignet (Seite 155). Danach empfehle ich die folgenden Salze – je nach Beschwerdebild:

> Zur Regeneration der Haut: Nr. 6 Kalium sulfuricum D6 und Salbe Nr. 6 (Dosierung, Seite 17 und 18)
> Bei entzündlich-rötlichen Hautveränderungen: Salbe Nr. 3 (Dosierung, Seite 18)
> Für den Hautstoffwechsel: Nr. 9 Natrium phosphoricum D6 (Dosierung, Seite 17)
> Bei Juckreiz: Nr. 7 Magnesium phosphoricum D6 als »Heiße Sieben« (Seite 18) und Salbe Nr. 7 (Dosierung, Seite 18)
> Bei trockener Haut: Nr. 8 Natrium chloratum D6 und Salbe Nr. 8 (Dosierung, Seite 17 und 18)
> Bei Hautnarben: Salbe Nr. 1 und Nr. 11 (Dosierung, Seite 17)

Zusätzlich hilft

Eigenblut- und Eigenurintherapie (Seite 177); Bioinformative Therapie nach Dr. Ludwig (Seite 173); Darmsanierung (Seite 176); Cytolisa-Test (Seite 175).

Osteochondrose, Spondylarthrose

■ **Allgemeines:** Die Osteochondrose ist eine degenerative Veränderung des Bandscheibenknorpels. Durch die stärkere Belastung der Wirbelkörper kommt es infolge einer Selbsthilfemaßnahme des Körpers zum seitlichen Anbau von Knochen (Spondylophyten). Dadurch verändert sich die Form der Wirbelkörper, man spricht von Spondylosis deformans oder Spondylarthrose. Von Osteochondrosen sind häufig Menschen mit Verkrümmungen der Wirbelsäule (Skoliosen) oder Bandscheibenvorfällen betroffen.

■ **Symptome:** Bewegungseinschränkung, Rückenschmerzen, Schmerzen an der Wirbelsäule

■ **Ursachen:** vermutlich Überlastungen der Bandscheibe

■ **Sonstiges:** Neben schmerz- und entzündungshemmenden Medikamenten und Krankengymnastik sind bei Muskelverspannungen Wärme (Rotlicht, Packungen), Massagen oder Elektrotherapie wichtig. Außerdem muss die richtige Haltung zum Aufbau der Muskulatur geübt werden (Rückenschule).

116

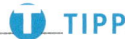 **TIPP**

Trampolinspringen ist eine einzigartige Fitnessmöglichkeit. Es
erlaubt ein erschütterungsarmes und sanftes Bewegungstraining
und regt so den Knochenstoffwechsel an. Trampolinspringen
wirkt auf den ganzen Körper und steigert so das Wohlbefinden.
Und es kann in jedem Alter praktiziert werden. Trampolinübun-
gen regen die Tätigkeit aller Organe an, steigern Lymphkreislauf
und Stoffwechsel, kräftigen die Muskulatur und verbessern Ko-
ordination, Gleichgewichtssinn und Körperhaltung. Regelmäßiges Training verleiht Muskeln, Bändern und Sehnen mehr
Spannkraft und Flexibilität. Das ist gut für den Rücken, die Hüft-
und Kniegelenke. Der Sauerstoffgehalt im Körper wird erhöht,
die Entschlackung verstärkt, Fett vermehrt abgebaut.

Behandlung mit Schüßler-Salzen

› Bei Knochen- und Knorpelveränderungen: Nr. 1 Calcium fluoratum D12 und Nr. 11 Silicea D12 (Dosierung, Seite 17)
› Gegen die Schmerzen und zur Muskelentspannung: Nr. 7
  Magnesium phosphoricum D6 (als »Heiße Sieben«, Seite 18)
  und Salbe Nr. 7 (Seite 18)

Zusätzlich hilft

Reduzieren Sie tierisches Eiweiß, um Knochen und Knorpel
aufgrund der entstehenden Säure nicht zusätzlich zu belasten;
Basenfußbad (Seite 126), um die Nieren bei der Ausscheidung
von Säuren zu unterstützen; Bioinformative Therapie (Seite 173);
Hochfrequenztherapie (Seite 178), Lasertherapie (Seite 179);
zur Umstimmung des Körpers bei degenerativen Erkrankungen:
Eigenblut- und Eigenurintherapie (Seite 177); Biomechanische
Stimulation (Seite 174); Magnesiumchlorid-Kur (Seite 180);
homöopathische Organpräparate – sie werden vom Arzt oder
Heilpraktiker gespritzt; Mineralstoffpräparat zur Entsäuerung
des Körpers, das Kalium, Mangan und Zink enthält (Apotheke,
einzunehmen nach Packungsanleitung – siehe auch Info, Seite 84); Schwefelbäder (Apotheke/Reformhaus, anzuwenden
nach Packungsanleitung).

Osteomalazie (Knochenerweichung)

- **Allgemeines und Symptome:** Osteomalazie bedeutet Knochenerweichung, es handelt sich um eine schmerzhafte Erkrankung bei Erwachsenen (bei Kindern nennt man sie Rachitis). Durch eine ungenügende Einlagerung von Mineralstoffen in alle Knochen kommt es zu dumpfen Schmerzen und teilweise zu Knochenbrüchen. Bei älteren Menschen tritt die Osteomalazie oft mit einer Osteoporose (unten) auf.

- **Ursachen:** meist Vitamin-D-Mangel; daneben auch Stoffwechselstörungen und Nierenerkrankungen sowie Medikamente wie Fluoride und Furmarsäure (bei Schuppenflechte)

Behandlung mit Schüßler-Salzen

› Nr. 1 Calcium fluoratum D12, Nr. 2 Calcium phosphoricum D6, Nr. 3 Ferrum phosphoricum D12 und Nr. 11 Silicea D12 – alle Salze sind wichtig (Dosierung, Seite 17)

Zusätzlich hilft

Viel Sonnenlicht, denn D-Vitamine entstehen unter UV-Lichteinfluss im Körper. Dolomit-Pulver (Seite 176); Bioinformative Therapie (Seite 173); Lebertran (enthält viel Vitamin D); Kalzium, Phosphat und Vitamin D (400 bis 600 Einheiten/IU täglich); Biomechanische Stimulation (Seite 174); Reflexzonen nach Spielmann (Literatur, Seite 184).

Osteoporose

- **Allgemeines und Symptome:** An Osteoporose, Knochenschwund, leidet ein Drittel aller Frauen über 60 in Deutschland, bei den 70-jährigen sogar jede zweite Frau. Von der Weltgesundheitsorganisation (WHO) wurde diese Erkrankung deshalb auf die Liste der zehn wichtigsten Erkrankungen gesetzt. Bei der Osteoporose werden die Knochen anfälliger für Brüche (Oberschenkel, Becken, Wirbelkörper) da sich die Knochenmasse nach und nach verringert. Die Erkrankung kann auch bei jungen Menschen auftreten. Eine chronische, stoffwechselbedingte Übersäuerung (z. B. durch zu viel tierisches Eiweiß in der Nahrung) begünstigt die Entstehung der Osteoporose. Um Säuren abzupuffern und unbelastend zu machen, holt sich der Körper das Kalzium aus den Knochen, dort wird es aber, vor allem im Alter, dringend benötigt.

■ **Ursachen:** insbesondere Hormonmangel durch Versiegen der Hormonproduktion im Alter; Schilddrüsenüberfunktion sowie Störungen der Nebenschilddrüse, Mangel an Kalzium und Vitamin D (Kalzium gibt dem Knochen die Festigkeit, Vitamin D regelt die Aufnahme von Kalzium aus der Nahrung); Vitamin-B- und Folsäuremangel, Untergewicht, Bewegungsmangel, Rauchen, Alkohol, Medikamente (Kortison, Heparin), wenn sie langfristig und hoch dosiert eingenommen werden; chronische, stoffwechselbedingte Übersäuerung

■ **Sonstiges:** Die Diagnose der Osteoporose wird durch Knochendichtemessungen gestellt.

Behandlung mit Schüßler-Salzen

› Den besten Erfolg habe ich mit der Osteoporose-Kur erzielt. Die Salze kommen alle natürlich im Knochen vor und fördern den Einbau von Kalziumsalzen. Die Kur sollte mindestens ein

 INFO

Homocystein (L-Homocystein) ist eine natürlich vorkommende Aminosäure. Erhöhte Homocysteinwerte im Blut können die Blutgefäße schädigen (Arteriosklerose). Außerdem steht diese Aminosäure in engem Zusammenhang mit der Entstehung von Osteoporose und Demenzerkrankungen im Alter. Um den Homocysteinspiegel zu regulieren, ist eine ausreichende Versorgung mit den Vitaminen B_{12}, B_6 und Folsäure sowie Betain (sekundärer Pflanzenstoff, der den Cholesterinspiegel senkt und den Fettstoffwechsel verbessert, kommt vor in Brokkoli, Roten Beten, Krabben, Miesmuscheln, Rübenzuckermelasse und Spinat) erforderlich. Betain (als Betain-TMG im Internet erhältlich) soll sogar bei Fettleber hilfreich sein.

halbes Jahr, besser noch ein Jahr durchgeführt werden: Nr. 1 Calcium fluoratum D6 und D12, Nr. 7 Magnesium phosphoricum D6 und D12, Nr. 11 Silicea D6 und D12. Nehmen Sie je Salz und Potenz 2 Tabletten über den Tag verteilt ein (vor dem Schlafengehen die letzte Tablette)

› Weitere Salze, die auf den Knochenaufbau wirken: Nr. 17 Manganum sulfuricum D6, Nr. 19 Cuprum arsenicosum D6, Nr. 22 Calcium carbonicum D6 (Dosierung, Seite 17)

Zusätzlich hilft

Körperliche Bewegung (am besten ist Trampolinspringen und Krafttraining), denn dadurch vergrößert sich die Knochenmasse, die Knochen werden fester. Sonnenlicht fördert die Vitamin-D-Produktion in der Haut. Hilfreich sind außerdem: Mineralstoffpräparat zur Entsäuerung des Körpers, das Kalium, Mangan und Zink enthält (Info, Seite 84 – Apotheke, einzunehmen nach Packungsanleitung). Dolomit-Pulver (Seite 176); als Nahrungsergänzung Vitamin D_3 (Apotheke); Lebertran-Kapseln (Apotheke, einzunehmen nach Packungsanleitung). Verzicht auf Kaffee, Schwarztee, Alkohol, Cola- und Limonadengetränke, tierisches Eiweiß (vor allem Fleisch, Wurst, Fisch), Süßigkeiten und Weißmehlprodukte. Eine säurehemmende oder basenbildende Nahrung (Gemüsesäfte, Kräutertee, Gemüse und Blattsalate). Bioinformative Therapie – pulsierende Magnetfelder stimulieren

 INFO

Klinische Studien japanischer Ärzte haben im Jahr 2004 gezeigt, dass Sango-Korallen die Knochendichte bei Osteoporose-Patienten erhöhen. Die Ärzte hatten Patienten drei Monate lang Pulver aus der Sango-Koralle verabreicht und damit das erfreuliche Resultat erzielt. In Japan (Okinawa) ist die Osteoporose fast unbekannt. Ursache dafür und für die hohe Lebenserwartung der Insulaner soll die Sango-Koralle sein. Die Okinawaner trinken täglich mehrere Liter Wasser – es ist durch die Korallen mit Mineralstoffen (viel Kalzium und Magnesium sowie andere Mineralstoffe) angereichert. Das Sango-Korallen-Pulver ist inzwischen als Nahrungsergänzungsmittel über Apotheken erhältlich.

den Knochenaufbau (Seite 173); Biomechanische Stimulation (Seite 174); die Aminosäure Lysin (Apotheke, einzunehmen nach Packungsanleitung); spezielle Nährstoffmischungen für Osteoporosekranke enthalten alle wichtigen Nährstoffe – unter anderem auch Vitamin K, es verringert das Frakturrisiko und kann dazu beitragen, die Knochendichte zu erhöhen.

Pankreasinsuffizienz, exokrine

■ **Allgemeines:** Der Pankreas (Bauchspeicheldrüse) produziert Bauchspeichel, den er in den Darm abgibt. Ist diese Funktion gestört, spricht man von einer exokrinen Schwäche der Bauchspeicheldrüse oder Pankreasinsuffizienz (exokrin: Glossar, Seite 182). Der Bauchspeichel enthält verschiedene Enzyme, die die Verdauung ermöglichen. Die Funktionsschwäche kann man an der Pankreaselastase, ein Laborwert, der im Stuhlgang ermittelt wird, feststellen. Der Mangel an fett- und eiweißspaltenden Enzymen ist nicht das alleinige Problem. Denn bei der Funktionsschwäche wird ebenso zu wenig Natriumhydrogencarbonat an den Darm abgegeben – dieses ist aber wichtig, damit verschiedene Enzyme überhaupt aktiviert werden können.

■ **Symptome:** Bei verringerter Pankreaselastase ist die Fettverdauung gestört, Zucker und Eiweiße werden nicht mehr aufgespalten, es kommt zu entzündlichen Darmveränderungen, Defiziten an wichtigen Nährstoffen, zu Blähungen und Winden.

■ **Ursachen:** Verminderte Sekretion von Bauchspeicheldrüsenenzymen (die Ursache dafür ist unbekannt)

Behandlung mit Schüßler-Salzen

› Nr. 23 Natrium bicarbonicum D6 und Nr. 10 Natrium sulfuricum D6 (Dosierung, Seite 17)

Zusätzlich hilft

Das Wichtigste bei einer Pankreasinsuffizienz ist Alkoholverzicht und eine zucker-, eiweiß- und fettarme Ernährung. Mehrere kleine, gut gekaute Mahlzeiten sind besser als drei große. Liegen

Verdauungsstörungen vor, weil die Bauchspeicheldrüse zu wenig Bauchspeichel produziert, können bei üppigen Mahlzeiten die Bauchspeicheldrüsenenzyme Lipase, Amylasen und Proteasen (Apotheke) eingenommen werden. Allerdings können die Enzyme nur optimal wirken, wenn im Zwölffingerdarm ein basisches Milieu vorliegt, deshalb ist die Zugabe von Natron (Natriumbikarbonat, Tabletten, Kapseln) sinnvoll. Für die Aktivierung der Verdauungsfunktion hat sich eine Kur mit Schwarzrettichsaft (Apotheke/Reformhaus) bewährt. Sehr gut ist die Teemischung von der Kräuterexpertin und Heilpraktikerin Ursel Bühring: 30 g Pfefferminzblätter, 20 g Fenchelfrüchte, 10 g Tausendgüldenkraut, je 15 g Melissenblätter und Schafgarbenkraut und 10 g Orangenblüten mischen. 1 TL davon mit einer Tasse heißem Wasser übergießen und 7 Minuten zugedeckt ziehen lassen; trinken Sie 2–3 Tassen täglich.

Parkinsonkrankheit, Morbus Parkinson

- **Allgemeines:** Die Parkinsonkrankheit (Morbus Parkinson, Paralysis agitans) wird auch als Schüttel- oder Zitterlähmung bezeichnet. Es handelt sich um eine langsam fortschreitende neurologische Erkrankung, bei der es zu Entartungserscheinungen im Gehirn kommt (Extrapyramidalmotorisches System).

- **Symptome:** Muskelzittern, Muskelstarre, verlangsamte Bewegungen und später Bewegungslosigkeit

- **Ursachen:** Absterben bestimmter Zellen im Mittelhirn

Behandlung mit Schüßler-Salzen

› Nr. 3 Ferrum phosphoricum D12, Nr. 1 Calcium fluoratum D12 und Nr. 17 Manganum sulfuricum D6 (Dosierung, Seite 17)

Zusätzlich hilft

Grüner Tee (2–3 Tassen täglich); Hochfrequenztherapie (Seite 178); Biomechanische Stimulation, versuchsweise bei allen Lähmungserscheinungen (Seite 174); Magnesiumchlorid-Kur (Seite 180).

Prostatavergrößerung

■ **Allgemeines:** Es gibt eine gut- und eine bösartige Form der Prostatavergrößerung. Von Ersterer (Prostataadenom, benigne Prostatahyperplasie) sind etwa 60 Prozent der Männer über 50 Jahren betroffen.

■ **Symptome:** Schmerzen beim Wasserlassen, Druckgefühl am Damm, häufiges und nächtliches Wasserlassen, abgeschwächter Harnstrahl, Nachtröpfeln

■ **Ursachen:** Alterungsprozess, aber ebenso Lebensweise, wie nicht ausgewogene, ballaststoffarme Ernährung, Übergewicht, zu wenig Sport (er würde die Durchblutung im Beckenbereich verbessern), zu wenig Trinken von Wasser, unregelmäßige Blasen- und Darmentleerungen; Alkohol gilt als Risikofaktor

■ **Sonstiges:** Wie einige Studien gezeigt haben, verringert die regelmäßige sexuelle Aktivität das Risiko einer Prostatavergrößerung. Den gleichen Effekt können Schröpfmassagen (Schröpfzylinder, Vakuumpumpen) haben (Seite 181).

Behandlung mit Schüßler-Salzen

> Gegen die Schwellung der Prostata und den Harndrang: Nr. 3 Ferrum phosphoricum D12 und Nr. 10 Natrium sulfuricum D6 (Dosierung, Seite 17)
> Bei schmerzhafter Prostatavergrößerung: Nr. 7 Magnesium phosphoricum D6 als »Heiße Sieben« (Seite 18) und Nr. 15 Kalium jodatum D6 (Dosierung, Seite 17)
> Bei Prostataentzündung: Nr. 3 Ferrum phosphoricum D12 und Nr. 12 Calcium sulfuricum D6 (Dosierung, Seite 17)
> Generell bei Prostatabeschwerden: Nr. 22 Calcium carbonicum D6 (Dosierung, Seite 17)

Zusätzlich hilft

Bei leichten Beschwerden helfen pflanzliche Mittel wie Kürbiskern-Extrakte, Tee aus dem Kleinblütigen Weidenröschen (Info, Seite 123), Brennnesselwurzel-Extrakte, Blüten von Opuntien (Kaktus) und/oder Sägepalmen-Fruchtextrakte (Apotheke, einzunehmen nach Packungsanleitung). Wichtig ist die regel-

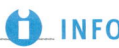 **INFO**

Die Heilpflanze Kleinblütiges Weidenröschen *(Epilobium parviflorum)* hat sich gerade bei Prostatabeschwerden in der Volksmedizin bewährt. Zur Bereitung des Tees wird das ganze Kraut verwendet (2 TL des geschnittenen Krauts mit $1/4$ l kochendem Wasser übergießen und nach 10 Minuten abseihen, 2–3 Tassen täglich). Der Tee wirkt entzündungshemmend und reduziert die Beschwerden bei beginnender Prostatavergrößerung. Bei Prostatabeschwerden hilfreich sind auch Kürbissamen, Brennnesselwurzel und Sägepalmfrüchte. Sie sind in vielen Kombinationspräparaten für die Prostata enthalten (Apotheke). Die Wirkung der Sägepalme wurde Ende 2005 bei einem Symposium in Florida von europäischen und amerikanischen Forschern durch verschiedene Studien eindeutig bestätigt. Eine Studie stammte vom urologischen Chefarzt des St.-Agnes-Hospitals in Bocholt. Innerhalb der Untersuchungszeit von drei Jahren stellte sich bei 82 Prozent der Patienten eine deutliche Besserung der Symptome (Druckgefühl, Störungen beim Wasserlassen) ein.

mäßige Anwendung von Schröpfzylindern (Seite 181); Magnesiumchlorid-Kur (Seite 180); Leinöl (Literatur, Seite 184). Die Vitalstoffe Vitamin E, Zink, Vitamin B_6 und Selen sind wichtig für die Prostata und können das Risiko von Prostatavergrößerung und -krebs senken.

Reizdarm

- **Allgemeines:** Beim Reizdarm handelt es sich um eine funktionelle Störung ohne organische Ursache, z. B. Entzündung.

- **Symptome:** Bauchschmerzen, Krämpfe und Durchfall, Blähungen, Völlegefühl; nach dem Stuhlgang bessern sich die Beschwerden meist.

- **Ursachen:** Psychosomatische Faktoren, Darmfunktionsstörungen; Ärger, Angst und Stress begünstigen das Auftreten des Reizdarm-Syndroms.

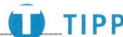**TIPP**

Viele Beschwerden in der heutigen Zeit hängen mit übermäßiger Stressbelastung, der Angst vor Verlust des Arbeitsplatzes und Sorgen um die Zukunft zusammen. Schaffen Sie sich einen Ausgleich durch regelmäßiges und wöchentliches Wandern. Nach einer Tour von drei bis vier Stunden löst sich die innere Anspannung und viele Beschwerden verschwinden ganz von selbst. Oder gehen Sie täglich eine Stunde spazieren. Sie werden erleben, dass Sie dadurch mit täglichen Belastungen besser fertig werden.

Behandlung mit Schüßler-Salzen

> Bei Entzündungen der Darmschleimhaut: Nr. 4 Kalium chloratum D6 (Dosierung, Seite 17)
> Bei Schmerzen, Bauchkrämpfen und Durchfall: Nr. 4 Kalium chloratum D6 und Nr. 24 Arsenum jodatum D6 (Dosierung, Seite 17)
> Bei Schmerzen und Krämpfen: Nr. 7 Magnesium phosphoricum D6 als »Heiße Sieben« (Seite 18) oder alternativ Nr. 19 Cuprum arsenicosum D6 (Dosierung, Seite 17)

Zusätzlich hilft

Psychotherapie, z. B. Rational-Emotive Verhaltenstherapie (Literatur von Dieter Schwartz, Seite 184).

Restless-Legs-Syndrom (RLS)

■ **Allgemeines und Symptome:** Das Restless-Legs-Syndrom ist die Krankheit der unruhigen Beine. »Syndrom« besagt, dass es sich um einen Symptomenkomplex handelt: Schmerzen in den Beinen, Gefühlsstörungen (Ziehen, Kribbeln, Brennen) und Bewegungsdrang. Die Beschwerden treten vor allem in Ruhe auf (langes Sitzen).

■ **Ursachen:** Sie sind bis heute nicht eindeutig geklärt. Angenommen wird, dass der Dopaminstoffwechsel (Dopamin ist ein Neurotransmitter, ein Nervenübertragungsstoff) gestört ist.

Behandlung mit Schüßler-Salzen

› Nr. 7 Magnesium phosphoricum D6 und Nr. 21 Zincum chloratum D6 (je 6 Tabletten über den Tag verteilt)

› Geeignet ist außerdem alternativ zur Nr. 7: Nr. 5 Kalium phosphoricum D6 (Dosierung, Seite 17)

› Bei blassen, blutarmen Personen: Nr. 2 Calcium phosphoricum D6 (Dosierung, Seite 17)

› Bewährt hat sich zusätzlich: Nr. 14 Kalium bromatum D6 (Dosierung, Seite 17)

Zusätzlich hilft

Wichtig ist körperliche Bewegung wie Radfahren, Schwimmen und Wandern; ansteigende Fußbäder (Seite 170); Vitamin-B- und E-Komplex, der neben Vitamin E die Vitamine B_1, B_2, B_6, B_{12} und Folsäure enthalten sollte (Apotheke). Reflexzonen nach Spielmann (Literatur, Seite 184).

Rheumatische Erkrankungen

■ **Allgemeines:** Rheuma ist eine veraltete und ungenaue Bezeichnung für Beschwerden an Muskeln, Knochen und Gelenken mit fließenden, reißenden, ziehenden Schmerzen. Zu den rheumatischen Beschwerden (z. B. Polyarthritis, rheumatoide Arthritis) zählen entzündliche Gelenk-, Muskel-, Sehnen- und Wirbelsäulenerkrankungen. Bei der Polyarthritis treten die Beschwerden an mehreren Gelenken auf.

■ **Symptome:** Schmerzen, Rötung, Schwellung, Überwärmung, Morgensteifigkeit, Muskelverspannung, Gelenkaufquellung und Bewegungseinschränkung

■ **Ursachen:** mehrere Faktoren wie Autoimmunprozesse (Glossar, Seite 182), genetische Veranlagung, durchgemachte Infektionen, allergische Reaktionen auf Bakterientoxine, biologische Minderwertigkeit von Gewebe wie Knorpeln oder Sehnen (z. B. Empfindlichkeit des Gewebes, instabile Knorpel), Stoffwechselstörungen (Gicht, metabolisches Syndrom, Fettsucht), Ernährungsstörungen des Knorpels

> **Sonstiges:** Der Säure-Basen-Haushalt spielt aus naturheil- kundlicher Sicht eine bedeutende Rolle bei Rheuma. Deshalb sind entsäuernde Maßnahmen wichtig (Info unten).

Behandlung mit Schüßler-Salzen

> Generell bei Rheuma ist die Rheuma-Kur hilfreich. Nehmen Sie von jedem Salz pro Tag 2–4 Tabletten ein: Nr. 4 Kalium chloratum D6, Nr. 10 Natrium sulfuricum D6, Nr. 17 Manga- num sulfuricum D6, Nr. 22 Calcium carbonicum D6 und Nr. 11 Silicea D12 (Kurdauer: 6 Wochen)

> Bei Schmerzen: Nr. 7 Magnesium phosphoricum, auch mehr- mals täglich, als »Heiße Sieben« (Seite 18)

> Bei leichten Entzündungen mit Rötung, Schwellung, Schmerz, Wärmegefühl: Nr. 3 Ferrum phosphoricum D12 und Nr. 4 Kalium chloratum D6 und Salbe Nr. 11 (Dosierung, Seite 17)

Zusätzlich hilft

Verzichten Sie auf Schweinefleisch und reduzieren Sie generell tierisches Eiweiß in der Nahrung, denn damit werden vermehrt

 TIPP

Reinigend (entgiftend) auf den ganzen Körper und stärkend auf die Muskulatur (auch den Herzmuskel) wirkt ein Basenfußbad. Es unterstützt außerdem die Nieren bei der Ausscheidung von Säu- ren. Beim Basenfußbad wird ein Teil der belastenden und über den Stoffwechsel entstehenden Säuren über die Haut ausge- schieden. Wichtig ist, dass das Wasser einen basischen pH-Wert von 8 bis 9 hat. Ist es sauer, bringt das Bad nichts. Ist es neutral (pH 7), verringert sich die Entschlackung. Kurzzeitige warme Bä- der von 15 Minuten wirken vitalisierend, länger andauernde Bä- der regen die Ausscheidung von Schlackenstoffen und Säuren intensiver an. Wichtig ist, dass Sie das Bad als angenehm warm empfinden (ein Richtwert ist 37,5 °C – manche Menschen mögen es lieber etwas wärmer, andere etwas kühler). In Apotheken und Reformhäusern gibt es fertige Mischungen für ein Basenfußbad.

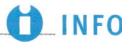 **INFO**

Das weltweit einzigartige Heilklima des Bad Gasteiner Heilstollens in Österreich kann bei rheumatischen Erkrankungen und ebenso bei chronischen Fibromyalgie-Schmerzen eine deutliche Linderung herbeiführen. Das Prinzip der Heilstollentherapie ist eine leichte Überwärmung des Körpers und eine hohe Luftfeuchtigkeit. Zudem wirkt das im Stollen vorhandene Radon – das Heilklima stimuliert die Radonaufnahme. Dadurch wird wiederum der Zellstoffwechsel mit der Folge von Reparaturprozessen angeregt. Das Immunsystem wird stabilisiert und aktiviert. Teilweise werden die Kuren von den Krankenkassen bezuschusst.

Säuren aufgenommen (Info, Seite 84). Trinken Sie mindestens 2 l gutes Wasser pro Tag (wenn keine Herz- oder Nierenerkrankung dagegenspricht); ansteigende Fußbäder (Seite 170); Eigenurin- und Eigenbluttherapie (Seite 177); Basenfußbad (Tipp, links); Vitamin E und Omega-3-Fettsäuren mit hohem Anteil an EPA/ Eicosapentaensäure (Apotheke, einzunehmen nach Packungsanleitung); Birkensaft (Seite 178); Bioinformative Therapie (Seite 173); Hochfrequenz- und/oder Lasertherapie (Seite 178, 179); Schwefelbäder (Apotheke, anzuwenden nach Packungsanleitung); Magnesiumchlorid-Kur (Seite 180); Budwig-Kost (Seite 138); Reflexzonen nach Spielmann (Literatur, Seite 184).

Schilddrüsenüberfunktion, Morbus Basedow

- **Allgemeines:** Bei der Schilddrüsenüberfunktion (Hyperthyreose) werden vermehrt Schilddrüsenhormone (Trijodthyronin, Thyroxin) gebildet und ans Blut abgegeben. Diese Funktionsstörung kommt bei vergrößerter Schilddrüse vor, deren neu gewachsenes, wucherndes Gewebe Hormone bildet (sogenanntes funktionales Gewebe), bei Jodbehandlung und nach Überdosierung von Schilddrüsenhormonen vor. Bei der Basedow-Krankheit handelt es sich um eine Schilddrüsenfunktionsstörung im Sinne einer Überfunktion.

■ **Symptome:**

> Schilddrüsenüberfunktion: gesteigerte psychische und nerv-lich-muskuläre Erregbarkeit, Schlafstörungen, Zittern, Hitze-unverträglichkeit, Schweißneigung, Durchfälle, Haarausfall, Gewichtsabnahme trotz Heißhunger und Herzstörungen

> Basedow-Krankheit: Kropf, Vortreten der Augäpfel und erhöhte Herzfrequenz

■ **Ursachen:**

> Schulmedizinisch sind die Ursachen der Überfunktion nicht gänzlich geklärt. Aus naturheilkundlicher Sicht kann eine Überfunktion auch vorübergehend auftreten, etwa weil der Körper seinen Stoffwechsel erhöht, um belastende Gift-stoffe auszuscheiden. In dem Fall wäre eine medikamen-töse Ruhigstellung der Schilddrüse kontraproduktiv. Außer-dem Hashimoto-Krankheit, Seite 107

> Bei der Basedow-Krankheit liegt eine Autoimmunerkran-kung vor (Seite 182).

■ **Sonstiges:** Die Diagnose wird durch Bestimmung der Schild-drüsenhormone im Blut gestellt – die Vergrößerung der Schild-drüse lässt sich durch Abtasten oder Ultraschall feststellen.

Behandlung mit Schüßler-Salzen

> Bei Überfunktion der Schilddrüse oder Wechsel zwischen Über- und Unterfunktion: Nr. 15 Kalium jodatum D6 oder Nr. 24 Arsenum jodatum D12 (Dosierung, Seite 17)

> Generell bei Funktionsstörungen: Nr. 22 Calcium carbonicum D6 (Dosierung, Seite 17)

> Bei blassen Menschen: Nr. 22 Calcium carbonicum D6 und Nr. 8 Natrium chloratum D6 (Dosierung, Seite 17)

Zusätzlich hilft

Trinken Sie für 4 Wochen täglich 2 bis 3 Tassen Löwenzahn- und Schafgarbentee (1 TL mit 200 ml heißem Wasser übergießen, 5 Minuten ziehen lassen). Eigenurin- und Eigenbluttherapie (Seite 177); Hochfrequenztherapie (Seite 178); Bioinformative Therapie (Seite 173); Reflexzonen nach Spielmann (Literatur, Seite 184).

Schilddrüsenunterfunktion (Hypothyreose)

- **Allgemeines:** Hier liegt eine eingeschränkte Hormonproduktion der Schilddrüse vor. Es gibt eine angeborene und eine erworbene Form. Wird bei einem Kind die angeborene Unterfunktion nicht behandelt, bleibt es in seiner körperlichen und geistigen Entwicklung zurück.

- **Symptome:**
  - Angeborene Form: Neugeborenen-Gelbsucht, Trinkfaulheit, Bewegungsunlust, Verstopfung
  - Erworbene Form: Müdigkeit, Lethargie, Gewichtszunahme trotz geringer Nahrungsaufnahme, langsamer Puls, niedriger Blutdruck, Verstopfung, Ödeme im Gesicht

- **Ursachen:**
  - Angeborene Form: zu kleine oder nicht vorhandene Schilddrüse, Störung der Schilddrüsenhormone
  - Erworbene Form: eingeschränkte Hormonproduktion durch Schilddrüsenoperation (Kropfentfernung), Entzündungen (Hashimoto-Krankheit) oder Tumore der Schilddrüse, Überdosierung des Schilddrüsenhormons im Rahmen einer Behandlung der Schilddrüsenunterfunktion

- **Sonstiges:** Schulmedizinisch wird das Hormon Thyroxin verordnet, um die Funktion aufrechtzuerhalten. Eine ausreichende Jodversorgung hilft der Schilddrüse, das Hormon Thyroxin herzustellen. Der normale Jodbedarf kann mit einer wöchentlichen Seefischmahlzeit gedeckt werden.

Behandlung mit Schüßler-Salzen

> Bei Funktionsstörungen der Schilddrüse mit Unterfunktion: Nr. 15 Kalium jodatum D6 und/oder Nr. 24 Arsenum jodatum D6 (beide Salze wirken regulierend); auch Nr. 22 Calcium carbonicum D6 (Dosierung, Seite 17)

Zusätzlich hilft

Bioinformative Therapie nach Dr. Ludwig (Seite 173); Hochfrequenztherapie (Seite 178); Eigenurin- und Eigenbluttherapie

(Seite 177); Reflexzonen nach Spielmann (Literatur, Seite 185). Bei der Hashimoto-Krankheit fördert Selen (Apotheke, maximal 400 µg pro Dosis am Tag) die körpereigene Synthese des Schilddrüsenhormons.

Schuppenflechte, Psoriasis

- **Allgemeines:** Die Schuppenflechte ist eine Hauterkrankung, die den Autoimmunkrankheiten zugeordnet wird und zu einem großen Teil vererbt wird. Neben der Haut können auch Gelenke und Nägel betroffen sein.

- **Symptome:** stark schuppende, punktförmige bis handtellergroße Hautstellen (Ellenbogen, Knie, Kopf); die silbrigen Schuppen lösen sich wie Kerzenwachs ab

- **Ursachen:** Psoriasisschübe werden oft durch körperlichen oder seelischen Stress ausgelöst. Zum seelischen Stress kann für Betroffene z. B. die warme Jahreszeit führen, wenn sie sich kurzärmelig kleiden und wegen ihrer Hautbeschwerden unwohl fühlen. Auch ein schwerer grippaler Infekt, die hormonelle Umstellung während einer Schwangerschaft oder eine Operation können Auslöser sein.

- **Sonstiges:** Eine Heilung der Schuppenflechte ist aus schulmedizinischer Sicht nicht möglich. Allerdings können verschiedene Therapien zur Beschwerdefreiheit führen. Dr. Schüßler hat Hauterkrankungen, bei denen die Hornstoff-(Keratin-)synthese defekt ist, dem Salz Nr. 1 Calcium fluoratum D12 zugeordnet. Allerdings kannte er die Schuppenflechte noch nicht. Aufgrund des Hinweises zum Hornstoff habe ich deshalb bereits vor über zehn Jahren bei Psoriasis mit gutem Erfolg die Nr. 1 verordnet. Im Jahr 2004 wurde in der amerikanischen Fachzeitschrift *Nature Medicine* (2004, 10.1038/nm1162) die Theorie veröffentlicht, dass die Keratinozyten (Zellen, die Keratin bilden) eine wichtige Rolle bei der Entstehung der Schuppenflechte spielen. Es ist erstaunlich, dass Dr. Schüßler vor über 130 Jahren diese Zusammenhänge schon erkannte!

Behandlung mit Schüßler-Salzen

› Bewährt hat sich das Schuppenflechte-Schema: morgens Nr. 2 Calcium phosphoricum D6, abends Nr. 6 Kalium sulfuricum D6 (Dosierung, Seite 17) und Nr. 1 Calcium fluoratum in Form der Salbe Nr. 1

› Bei Juckreiz: Nr. 7 Magnesium phosphoricum D6 als »Heiße Sieben« (Seite 18)

› Zur Stabilisierung der Haut: Nr. 11 Silicea D12 (Dosierung, Seite 17)

› Alternativ: Nr. 13 Kalium arsenicosum D6, Nr. 14 Kalium bromatum D6, Nr. 17 Manganum sulfuricum D6 und Nr. 24 Arsenum jodatum D6 (Dosierung, Seite 17)

Zusätzlich hilft

Hochfrequenztherapie mit Einschleusen der Salbe Nr. 1 in die Haut (Seite 178). Lasertherapie (Seite 179) gegen die Hautentzündung; Omega-3-Fettsäuren mit EPA (Apotheke, einzunehmen nach Packungsanleitung) stabilisieren die Haut; Silizium-Gel zum Einnehmen (Apotheke/Reformhaus, einzunehmen 6–12 Monate, täglich 2 TL). Der Aufenthalt am Toten Meer mit regelmäßigem Baden kann die Erkrankung deutlich verringern, ebenso sind Schwefelbäder geeignet (Apotheke/Reformhaus, anzuwenden nach Packungsanleitung). Erfahrungsheilkundler behandeln bei Psoriasis die Nieren mit und haben gute Erfolge mit diesem Konzept; neuester erfolgversprechender Behandlungsversuch ist die Ultraschalltherapie, die inzwischen von einigen Fach- und Allgemeinärzten angewandt wird.

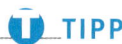 **TIPP**

Die Psoriasis kann sich durch bestimmte Nahrungsmittel, Gewürze und Getränke verschlechtern. Meiden Sie möglichst Pfeffer, Nelken, Muskat, Kümmel, Zimt, Paprikapulver, Suppenwürfel, Mayonnaise, Wurst, Walnüsse, Haselnüsse, Erdnüsse; Orange, Grapefruit, Bitter Lemon, Orangenmarmelade, Zitronat, Grand Marnier; Südweine, Champagner, Sekt, Sherry, Wermutwein, Eierlikör, Cognac und Weinbrand.

Schwermetallbelastung

■ **Allgemeines und Ursachen:** In unserer industrialisierten Welt, selbst in entlegenen Gegenden, gibt es kaum noch Menschen, die nicht mit Schwermetallen wie Cadmium, Kupfer, Nickel, Blei oder Quecksilber belastet sind. Wir atmen Schwermetalle mit Abgasen oder dem Zigarettenrauch ein, nehmen sie mit der Nahrung auf (Fische; Obst und Gemüse, das in der Nähe von Flughäfen und Straßen angebaut wird) oder haben Quecksilber in Zahnfüllungen. Nicht ohne Grund sprechen viele Ganzheitsmediziner bei den Ursachen der chronischen Krankheiten von allgemeiner Vergiftung.

■ **Symptome:** Chronische Müdigkeit, schnelle Erschöpfung, Abwehrschwäche, Schlafstörungen, Kopfschmerzen, Anfälligkeit für Darmpilzerkrankungen

Behandlung mit Schüßler-Salzen

› Bei Belastung durch Schwermetalle: Nr. 18 Calcium sulfuratum D6 (Dosierung, Seite 17)
› Generell für die Ausleitung von Giftstoffen: Nr. 10 Natrium sulfuricum D6 (oder Nr. 6 Kalium sulfuricum D6) und Nr. 12 Calcium sulfuricum D6 (Dosierung, Seite 17)

Zusätzlich hilft

Bärlauch-, Koriander- und Knoblauchpräparate können helfen,

 INFO

Ein sehr wirkungsvolles Mittel zur Bindung und Ausleitung von Schwermetallen im Körper hat vor etwa 15 Jahren eine Universität in Australien entwickelt. Zugleich stellte man dort einen Schwermetalltest her, den man sogar zu Hause einfach mit Speichel, Urin und Trinkwasser durchführen kann. Das Ausleitungsmittel (Bezugsquellen, Seite 187) enthält die Schüßler-Salze Natriumhydrogencarbonat und Kaliumchlorid sowie Magnesium (sie sind als Hilfsstoffe deklariert) und wird in Tropfenform eingenommen.

Schwermetalle im Körper als schwer lösliche Komplexe (Chelate) zu binden, sodass sie ausgeschieden werden können (Apotheke, einzunehmen nach Packungsanleitung); auch Algenpräparate, vor allem die Chlorella-Alge, sind hilfreich (Apotheke). Selen und Zink sind wichtige Mineralstoffe, die die Ausscheidung von Schwermetallen unterstützen. Einige Ärzte und Heilpraktiker bieten Testverfahren (Urin) zur Ermittlung von Schwermetallen an.

Sklerodermie

■ **Allgemeines:** Der Name Sklerodermie bedeutet »harte Haut«. Die Bezeichnung umfasst eine Gruppe verschiedener Erkrankungen, die mit einer Bindegewebsverhärtung der Haut allein oder der Haut und inneren Organen (Darm, Lungen, Herz, Nieren) einhergehen. Die Sklerodermie gehört zu den sogenannten Kollagenosen. Sie breitet sich nur langsam und schmerzfrei aus, daher wird sie oft zu spät erkannt. Andererseits kann sie von selbst zum Stillstand kommen.

■ **Symptome:** Als Frühsymptome der Sklerodermie kennt man die Verkürzung des unteren Zungenbändchens und die Raynaud-Krankheit (schmerzhafte Durchblutungsstörung mit Gefäßkrämpfen). Im Anschluss kommt es zu Schwellungen an Händen und Füßen. Die Haut wird starr, um sich dann »zurückzubilden« (Atrophie = Schwund). Sie sieht wachsähnlich und dünn aus. In der Folge verformen sich die Hände, wobei die Finger in Beugestellung bleiben und sich verschmälern. Später tritt das »Maskengesicht« mit starrer Mimik auf.

■ **Ursachen:** nicht genau bekannt; man nimmt genetische Faktoren und krankhafte autoimmunologische Prozesse an.

■ **Sonstiges:** Die Erkrankung wird mit Medikamenten verlangsamt (unter anderem mit Immunsuppressiva, Cortison). Seit 2007 steht ein neuer Wirkstoff (Bosentan) zur Verfügung, der bestimmte Symptome der Krankheit verhindern oder zum Stillstand bringen kann.

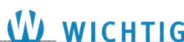 **WICHTIG**

Bei einigen Beschwerden sind mehrere Salze von ihrer Wirkung her zutreffend und helfen auch. Für die Einnahme empfehle ich Ihnen, dass Sie maximal 3 verschiedene Salze über den Tag verteilt für 4–6 Wochen einnehmen. Sollte sich kein Erfolg oder nur ein Teilerfolg einstellen, wählen Sie die weiter angegebenen Salze aus und nehmen diese ebenso lange ein. Tritt eine tendenzielle Besserung Ihrer Beschwerden auf, sollten Sie die wirksamen Salze noch einige Wochen weiter nehmen.

Behandlung mit Schüßler-Salzen

> Nr. 1 Calcium fluoratum D12/D6 und Salbe Nr. 1 und Nr. 16 Lithium chloratum D6 (Dosierung, Seite 17)

Zusätzlich hilft

Schließen Sie sich einer Sklerodermie-Selbsthilfegruppe an, dort bekommen Sie immer die neusten Informationen zu Behandlungsmöglichkeiten und können sich mit anderen Betroffenen austauschen (Adressen, Seite 186); Biomechanische Stimulation (Seite 174); Bioinformative Therapie nach Dr. Ludwig (Seite 173); Magnesiumchlorid-Kur (Seite 180); ansteigende Fußbäder (Seite 170); Reflexzonen nach Spielmann (Literatur, Seite 184); Budwig-Kost (Info, Seite 138).

Sudeck-Syndrom, Sudeck-Dystrophie

■ **Allgemeines und Ursachen:** Als Folge von Verletzungen, Operationen oder durch andere Krankheiten (Parkinson-Krankheit, Herzinfarkt) kann es in bestimmten Abschnitten der Extremitäten zur Fehlregulation von Blutgefäßen und Nerven kommen. Auch Medikamente können die Sudeck-Krankheit verursachen. Meistens sind Hand oder/und Arm betroffen.

■ **Symptome:** schmerzhafte Schwellungen mit Bewegungsschmerzen, später Rückbildung von Haut und Weichteilen, schließlich Gelenk- und Knochenschäden

Behandlung mit Schüßler-Salzen

> Nr. 1 Calcium fluoratum D12 und Nr. 11 Silicea D12 und die Salben Nr. 1 und 11 im Wechsel – morgens eine Salbe, abends die andere (Dosierung, Seite 17 und 18)

> Alternativ zur Stärkung der Muskeln: Nr. 5 Kalium phosphoricum D6, ergänzend das Salz Nr. 16 Lithium chloratum D6 (Dosierung, Seite 17)

> Bei starken Schmerzen: Nr. 7 Magnesium phosphoricum D6 als »Heiße Sieben« (Seite 18) und Salbe Nr. 7

Zusätzlich hilft

Bioinformative Therapie nach Dr. Ludwig (Seite 173); Hochfrequenz- (Seite 178) und/oder Lasertherapie (Seite 179); Eigenurineinreibungen, Eigenbluttherapie (Seite 177); Umschläge mit Schwedentinktur oder Moorsalben (Apotheke, anzuwenden nach Packungsanleitung); Reflexzonen nach Spielmann (Literatur, Seite 184).

Tinnitus (Ohrgeräusche)

■ **Allgemeines:** Tinnitus (Ohrgeräusche) ist die am häufigsten vorkommende Hörstörung (Seite 95). Sie wird auch als Ohrenklingeln, Ohrenpfeifen oder Ohrensausen bezeichnet. Diese Form von Hörstörungen kann für den Betroffenen sehr belastend sein.

■ **Symptome:** Permanent oder in Schüben treten unangenehme Geräusche auf.

■ **Ursachen:** Sie sind vielfältig. Am häufigsten sind Lärm oder Stress; außerdem Wirbelkörperverschiebungen, nervliche Störungen, Durchblutungsstörungen, Folgen von Unfällen, Bluthochdruck, Schockerlebnisse oder krankhafte Veränderungen im Innenohr.

Behandlung mit Schüßler-Salzen

> Bei Tinnitus mit Druckgefühl im Kopf: Nr. 3 Ferrum phosphoricum D12 (Dosierung, Seite 17)

> Bei verhärtetem Ohrenschmalz: Nr. 1 Calcium fluoratum D12 und Nr. 11 Silicea (Dosierung, Seite 17)

> Mit stechenden Schmerzen im Ohr, bei pfeifenden Tönen: Nr. 17 Manganum sulfuricum D6 (Dosierung, Seite 17)

> Bei Stress auftretend: Nr. 7 Magnesium phosphoricum D6 (Dosierung, Seite 17)

> Bei Durchblutungsstörungen: Nr. 3 Ferrum phosphoricum D12 und Nr. 7 Magnesium phosphoricum D6 (Dosierung, Seite 17)

> Bei Tinnitus kommen ebenfalls in Betracht: Nr. 13 Kalium arsenicosum D6 und Nr. 15 Kalium jodatum D6 (Dosierung, Seite 17)

Zusätzlich hilft

Vermeiden Sie Lärm und Druckschwankungen (z. B. durch Schließen des Autofensters bei schneller Fahrt), zudem empfehle ich Ohrstöpsel, um die sensiblen Hörzellen zu schützen; so lässt sich ein Fortschreiten der Erkrankung aufhalten. Lasertherapie nach Dr. Lutz Wilden (Seite 179); bei Durchblutungsstörungen: Knoblauchtinktur oder Ginkgo-Präparate (Apotheke/Reformhaus, einzunehmen nach Packungsanleitung); manuelle Wirbelsäulentherapie; Biomechanische Stimulation (Seite 174); Hochfrequenztherapie (Seite 178); ansteigende Fußbäder (Seite 170); Magnesiumchlorid-Kur (Seite 180); Bach-Blüten (Seite 173), wenn nach Schockerlebnissen aufgetreten: Nr. 29 Star of Bethlehem oder Rescue-Tropfen (Notfalltropfen); Lehmpackungen nach Pastor Felke hinter dem Ohr; Singen, am besten im Chor, kann Tinnitus mindern.

Tumorerkrankungen

■ **Allgemeines:** Bei Tumorerkrankungen/Karzinomen handelt es sich, von den gutartigen Tumoren abgesehen (z. B. Myom, Lipom – Fettgeschwulst), um bösartige, allgemein als »Krebs« bezeichnete Geschwülste mit zahlreichen (unterteilt nach Gewebe, Wachstum, Aufbau) unterscheidbaren Formen. Das Wort Tumor bedeutet lediglich »Schwellung«, wird in der Alltagssprache aber oft mit Krebs gleichgesetzt.

■ **Symptome:** Schmerzen, Druckgefühl, starker Gewichtsverlust, Müdigkeit, Erschöpfung, Schwellungen, Blutungen

■ **Ursachen:** In der Medizin gibt es verschiedene Ursachen, die diskutiert werden. Dazu zählen krebsauslösende Stoffe (Kanzerogene wie z. B. Acetaldehyd), thermische Einwirkungen (Sonneneinstrahlung), Viren sowie eine genetische Komponente.

Behandlung mit Schüßler-Salzen

Unterstützend zur Chemo- und Strahlentherapie:

> Bei Folgen von Bestrahlung: Nr. 1 Calcium fluoratum D12, zusammen mit Nr. 11 (Dosierung, Seite 17)
> Bei Folgen von Medikamenten und Chemotherapie: Nr. 4 Kalium chloratum (Dosierung, Seite 17)
> Zur Ausleitung von Stoffen, die den Körper belasten: Nr. 6 Kalium sulfuricum D6 und Nr. 10 Natrium sulfuricum D6 (Dosierung, Seite 17)
> Bei Erschöpfung und Schwäche: Nr. 5 Kalium phosphoricum D6 und Nr. 2 Calcium phosphoricum D6 (Dosierung, Seite 17)
> Bei Wunden nach Operationen: Nr. 3 Ferrum phosphoricum D12 (Dosierung, Seite 17)
> Zusätzlich: Salbe Nr. 1 bei Strahlenschäden (Ekzeme und Verhärtung der Haut); Salbe Nr. 3 bei Wundschmerzen (nicht in offene Wunden streichen); Nr. 13 Kalium arsenicosum D6 bei Geschwüren/Tumoren (Seite 18)

Zusätzlich hilft

Bioinformative Therapie nach Dr. Ludwig (Seite 173); Vitaminpräparate (Kombinationen aus der Apotheke, sie sollten hauptsächlich Vitamin C, E, B und A enthalten); Mistelpräparate als Injektion – die Therapie wird vom Arzt/Heilpraktiker individuell zusammengestellt; grüner Tee enthält wertvolle Bioflavonoide, die das Immunsystem stärken; Eigenurintherapie (Seite 177); Öl-Eiweiß-Kost nach Dr. Johanna Budwig (Info, Seite 138; Literatur, Seite 184); Magnesiumchlorid-Kur (Seite 180); Leinöl (Literatur, Seite 184).

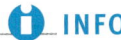 **INFO**

Über vierzig Jahre lang behandelte die mehrmals für den Nobel-preis nominierte Wissenschaftlerin Dr. Johanna Budwig (1908–2003) erfolgreich Krebskranke mit der von ihr entwickel-ten Öl-Eiweiß-Kost. Budwig vertrat die Meinung, dass Krebs durch ihre Kost zu heilen ist. Sie empfiehlt besonders den Ver-zehr von Leinsamen, kalt gepresstem Leinöl, Quark und Hüt-tenkäse. Leinsamen enthält ungesättigte Fettsäuren, vor allem Linolensäure; Quark und Hüttenkäse enthalten Aminosäuren mit Schwefel – diese beeinflussen die Zellatmung. Quark und Hüttenkäse machen Fettsäuren besser löslich, so können sie vom Körper in Form des zusätzlich empfohlenen Leinöls aufge-nommen werden. Johanna Budwig beruft sich mit ihrer Diät auf die Warburg-Hypothese (Medizin-Nobelpreisträger Dr. Otto Heinrich Warburg, 1883–1970). Warburg hatte den Stoffwech-sel von Tumorzellen untersucht und die Hypothese aufgestellt, dass eine Störung in der Funktion der Mitochondrien, den Ener-giezentren oder »Kraftwerken« der Zelle, in Krebszellen der Hauptgrund für das Krebswachstum ist – seine Hypothese wurde 2006 von Prof. Michelakio, Universität Alberta, bewie-sen. Budwig folgerte, dass der anaerobe Stoffwechsel (Glossar, Seite 182) der Tumorzellen mithilfe einer gezielten Ernährung zurück zum aeroben (mit Sauerstoff ablaufenden) Stoffwechsel geführt werden kann. Ich empfehle Ihnen deshalb bei Tumor-erkrankungen und ebenso prophylaktisch die Öl-Eiweiß-Kost nach Dr. Budwig (Literatur, Seite 184).

Unterschenkelgeschwür

- **Allgemeines:** Ein Unterschenkelgeschwür entsteht meist infol-ge einer örtlichen venösen, seltener auch durch eine arterielle Zirkulationsstörung. Sind Krampfadern vorhanden oder be-steht eine chronische Venenschwäche, ist die Gefahr erhöht, dass sich ein Unterschenkelgeschwür entwickeln kann.

- **Symptome:** Nässende, juckende und/oder schmerzende Wunde, oft mit üblem Geruch

- **Ursachen:** Meist genügt als Auslöser eine kleine Verletzung, worauf die Haut schlecht wieder zuheilt.

- **Sonstiges:** In der Naturheilkunde betrachtet man das Geschwür als Selbsthilfemaßnahme des Körpers, Giftstoffe auszuscheiden. Deshalb werden Entgiftungsprozesse durch ausscheidende Maßnahmen gefördert.

Behandlung mit Schüßler-Salzen

› Nr. 11 Silicea D12 (Dosierung, Seite 17) und Salbe Nr. 11 (um die offene Hautstelle herum auftragen)

› Zur Ausleitung von Giftstoffen: Nr. 6 Kalium sulfuricum D6 und Nr. 10 Natrium sulfuricum D6 (Dosierung, Seite 17)

› Bei Geschwüren, die an den Rändern »hart« sind: Nr. 1 Calcium fluoratum D12 und Salbe Nr. 1 – nur an den Rändern auftragen (Dosierung, Seite 17 und 18)

› Bei übel riechenden Geschwüren: Nr. 5 Kalium phosphoricum D6; Nr. 24 Arsenum jodatum D6 (Seite 17).

Zusätzlich hilft

Laser- und/oder Hochfrequenztherapie (Seite 179, 178); Bioinformative Therapie nach Dr. Ludwig (Seite 173); Silizium-Gel (innerlich und äußerlich – Apotheke/Reformhaus, einzunehmen nach Packungsanleitung); ätherisches Schafgarbenöl (Apotheke, anzuwenden nach Packungsanleitung). In der Naturheilpraxis: Blutegelbehandlung, Madentherapie (Seite 180); ansteigende Fußbäder – nur unterhalb des Geschwürs (Seite 170); Basenfußbad (Seite 126); Budwig-Kost (Info links)

Vitiligo

- **Allgemeines und Symptome:** Als Vitiligo (Weißfleckenkrankheit, Scheckhaut) bezeichnet man Pigmentstörungen der Haut, wobei infolge eines Pigmentmangels größere und kleinere umschriebene weiße Flecken auf der Haut entstehen. Die Flecken treten meist im Gesicht und an den Extremitäten (Beine/Arme) auf. Oftmals tritt die Krankheit zusammen mit

anderen Autoimmunerkrankungen auf (z. B. Morbus Hashimoto, Seite 107).

■ **Ursachen:** Autoimmunstörungen (Glossar, Seite 182), seelische Schockerlebnisse, Melanozytendefekt (die mit Melanin
beladene Hautzelle zerstört sich durch Stoffe, die bei der Pigmentbildung anfallen, selbst), Neuralhypothese (danach
werden die Melanozyten von einem Stoff, der von Haut- und
Nervenzellen gebildet wird, selbst zerstört); nicht mehr voll
aktives Enzym Katalase, das Sauerstoffradikale in der Haut
entgiftet (Radikaltheorie); als weitere Einflüsse werden Son-
nenbestrahlung, Verletzungen und Erbfaktoren diskutiert.

Behandlung mit Schüßler-Salzen

› Die folgenden Salze sind bei Vitiligo wichtig und sollten
gleichzeitig eingenommen werden: Nr. 1 Calcium fluoratum
D12, Nr. 6 Kalium sulfuricum D6, Nr. 11 Silicea D12 und Nr. 19
Cuprum arsenicosum D6; äußerlich die Salben Nr. 1, Nr. 4
und Nr. 6 (mischen Sie je einen Salbenstrang in der Hand)

Zusätzlich hilft

Propolis-Tinktur (nur punktuell auftragen), Bestrahlungen
mit UV-B-Licht; Lasertherapie (Seite 179), Hochfrequenztherapie (Seite 178); Nahrungsergänzungsmittel, die antioxidative
Substanzen enthalten; spezielle Präparate dazu hat der Arzt
Dr. Thomas Matschurat aus Gräfelfing (Adressen, Seite 187)
entwickelt; sie müssen in der Apotheke angefertigt werden.
Sie enthalten unter anderem: Phenylalanin, Kupfer, Vitamin B12,
Folsäure, Vitamin B6, Vitamin E, Vitamin D, Vitamin C,
Enzyme, Zink, Selen und Mangan. Weitere Hinweise finden Sie
auch im Internet (Adressen, Seite 187). Wie die Zeitschrift Focus
im August 2007 berichtete, entwickelte das Institut für Pigmen-
tationsstörungen in Greifswald eine Kombination, genannt
Pseudo-Katalase. Sie geht zurück auf die Dermatologin Karin
Schallreuter, die in Bradford (Großbritannien) lehrt und in
Greifswald als Gastprofessorin doziert. Die Pseudo-Katalase-
Methode kann die Ausbreitung der Scheckhaut nicht nur auf-
halten, sondern bereits betroffener Haut ihre Pigmente wieder

zurückgeben, und das schon innerhalb weniger Tage (Adressen, Seite 187). Reflexzonen nach Spielmann (Literatur, Seite 184).

Wilson-Krankheit, Morbus Wilson

■ **Allgemeines:** Bei dieser Erkrankung ist durch Genmutationen der Kupferstoffwechsel in der Leber gestört. Es kommt zu einer verminderten Kupferausscheidung über die Galle, wodurch sich Kupfer in der Leber und im Zentralnervensystem anreichert.

■ **Symptome:** Leber- und Nervenstörungen (neurologisch-psychiatrische Symptome) aufgrund der Kupferanreicherung in der Leber und im Zentralnervensystem; dadurch verändern sich die Leberblutwerte – dies wird manchmal als Alkoholleber gedeutet. Bei vielen Patienten findet sich bei psychischen Symptomen ein brauner Ring an der äußeren Iris (Kayser-Fleischer-Cornealring).

■ **Ursachen:** ein oder mehrere Genmutationen

Behandlung mit Schüßler-Salzen

› Nr. 17 Manganum sulfuricum D6 und Nr. 19 Cuprum arsenicosum D24 bis D30 (als homöopathische Tabletten aus der Apotheke, 1–3 Tabletten) und Nr. 21 Zincum chloratum D6 (Dosierung, Seite 17) jeweils über den Tag verteilt einnehmen

Zusätzlich hilft

Hohe Dosen von Zink verhindern die Aufnahme von Kupfer (Apotheke, besprechen Sie die Dosis mit Ihrem Arzt); TioVit CEQ-Tropfen (Apotheke). Wichtig ist eine kupferarme Kost (viel Kupfer enthalten Nüsse, Getreide, Vollkornprodukte).

Zöliakie/Sprue

■ **Allgemeines und Ursachen:** Die Zöliakie, auch als Sprue bezeichnet, ist eine chronische Erkrankung der Dünndarmschleimhaut aufgrund einer Überempfindlichkeit gegen Gluten (das in vielen Getreidesorten vorkommende Klebereiweiß). Die Unverträglichkeit bleibt lebenslang bestehen und ist teils genetisch bedingt. Sie kann derzeit nicht ursächlich behandelt werden. Durch Verzehr von glutenhaltigen Nahrungsmitteln kommt es zur Entzündung der Dünndarmschleimhaut. Dadurch werden Darmschleimhautzellen zerstört und Nährstoffe können so nur schlecht aufgenommen werden.

- **Symptome:** Durchfälle, Blähungen, Fettstühle (fettig glänzender Stuhlgang), Gewichtsverlust, Erbrechen, Appetitlosigkeit, Müdigkeit; bei Kindern Wachstumsstörungen

- **Sonstiges:** Die Behandlung der Zöliakie ist rein diätetisch, das heißt, es darf nur glutenfreie Nahrung verzehrt werden.

Behandlung mit Schüßler-Salzen

> Bei chronischen Beschwerden und Veränderungen der Darmschleimhaut und zur Regeneration der Darmschleimhaut: Nr. 6 Kalium sulfuricum D6 (Dosierung, Seite 17)

Zusätzlich hilft

Bioinformative Therapie nach Dr. Ludwig (Seite 173); um eine weitere Belastung des Darms durch unverträgliche Nahrungsmittel zu verhindern, empfehle ich den Cytolisa-Test (Seite 175); Darmsanierung (Seite 176).

 INFO

Ein altes medizinisches Sprichwort lautet: »Der Tod sitzt im Darm«. Dieser Satz zeigt eindrucksvoll, welche Bedeutung der Darm für unsere Gesundheit hat. Vor allem bei chronischen Beschwerden ist die einwandfreie Funktion des Organs sehr wichtig. Ich habe die Erfahrung gemacht, dass keine chronische Erkrankung völlig ausheilt, wenn der Darm nicht intakt ist. Bei einer chronischen Verstopfung werden Fäulnisgifte freigesetzt, die sämtliche Organe schwächen. Deshalb ist es wichtig, für regelmäßigen Stuhlgang zu sorgen und die Darmflora aufzubauen, wenn sie laut Stuhluntersuchung geschädigt ist.

Nebenwirkungen mit Schüßler-Salzen behandeln

Viele der chemisch-synthetischen Medikamente, die oft wichtig und lebensrettend sind, haben unerwünschte Wirkungen, sogenannte Nebenwirkungen. So enthalten manche Rheuma-Mittel z. B. die Wirkstoffe Acetylsalicylsäure (ASS) oder Diclofenac, die zu Magen-Darm-Beschwerden (Schmerzen, Durchfall, Magen-Darm-Blutungen) führen können. Kortisonpräparate, etwa gegen Entzündungen verordnet, können zum Verlust an Knochenmasse (Osteoporose) oder gar zum Diabetes führen. Viele weitere Medikamente können den Organismus langfristig belasten. Die Naturheilkunde und hier vor allem die Biochemie nach Dr. Schüßler bietet aber Möglichkeiten, unterstützend etwas für die Gesundheit zu tun und die negativen Begleiterscheinungen und Organbelastungen zu minimieren. Welche Schüßler-Salze gegen Nebenwirkungen helfen, erfahren Sie auf den folgenden Seiten. In dieser Liste finden Sie teils mehrere Salze, die alle beim gleichen Problem helfen können. Sollten Sie unsicher sein, welches Salz am besten für Sie geeignet ist, empfehle ich Ihnen, die Beschreibung in den Salz-Steckbriefen (ab Seite 28) nachzulesen. So finden Sie schnell das für Sie optimale Salz heraus. Wenn die Salze in der folgenden Tabelle mit dem Wörtchen »und« verbunden sind, empfehle ich Ihnen, alle genannten Salze einzunehmen. Bei Beschwerden der Haut, Muskeln, Knochen und Gelenke sollten Sie zusätzlich die entsprechende Salbe mit einsetzen.

Die richtige Dosierung: Um die Gewebe und Organe zu stärken, nehmen Sie die Salze in der Regeldosierung (Seite 17) ein – mit einer Ausnahme: Sollten akute Reaktionen (Nebenwirkungen durch regelmäßig eingenommene oder neu vom Arzt verordnete Medikamente) auftreten, rate ich zur Akutdosierung (Seite 16). Denn hier ist schnelle Hilfe notwendig und wichtig. Manchmal genügt es, für ein bis zwei Stunden eine Stoßtherapie (alle zwei bis drei Minuten eine Tablette im Mund zergehen lassen) anzuwenden, um schnell Linderung zu erfahren. Setzen Sie zwischendurch immer wieder einmal (etwa viermal im Jahr) die Sulfat-Kur für ein bis zwei Wochen ein, um Entgiftungs- und Ausscheidungsprozesse im Körper anzuregen (Seite 69) – mit den anderen Salzen sollten Sie dann pausieren.

144

Nebenwirkung	Hilfreiche Schüßler-Salze
Abgeschlagenheit	Nr. 3 Ferrum phosphoricum D12 und Nr. 5 Kalium phosphoricum D6
Albträume	Nr. 7 Magnesium phosphoricum D6 als »Heiße Sieben« vor dem Schlafengehen
Ameisenlaufen, Kribbeln	Nr. 2 Calcium phosphoricum D6 (bei blassen Menschen); Nr. 7 Magnesium phosphoricum D6 und Salbe Nr. 7 (mehrmals täglich auf die betroffenen Gliedmaßen auftragen)
Anämie (Blutarmut)	Nr. 2 Calcium phosphoricum D6, Nr. 3 Ferrum phosphoricum D12 und Nr. 8 Natrium chloratum D6
Appetitlosigkeit	Nr. 2 Calcium phosphoricum D6, Nr. 19 Cuprum arsenicosum D6, Nr. 22 Calcium carbonicum D6, Nr. 23 Natrium bicarbonicum D6
Atemnot	› Generell: Nr. 7 Magnesium phosphoricum D6 › Mit Völlegefühl: Nr. 9 Natrium phosphoricum D6, alternativ: Nr. 14 Kalium bromatum D6
Bauchschmerzen	› Generell: Nr. 7 Magnesium phosphoricum D6 › Mit Übelkeit: Nr. 9 Natrium phosphoricum D6 › Mit Durchfall/Verstopfung: Nr. 10 Natrium sulfuricum D6
Blähungen/Winde	› Wenn übel riechend: Nr. 5 Kalium phosphoricum D6 › Wenn schmerzhaft: Nr. 7 Magnesium phosphoricum D6 › Mit Übelkeit/Völlegefühl: Nr. 9 Natrium phosphoricum D6 › Mit Durchfall/Verstopfung: Nr. 10 Natrium sulfuricum D6 › Generell bei Gasbildung: Nr. 11 Silicea D3 › Wenn diese Salze nicht helfen: Nr. 16 Lithium chloratum D6, Nr. 23 Natrium bicarbonicum D6

Nebenwirkung	Hilfreiche Schüßler-Salze
Bluthochdruck	> Mit »rotem Kopf«: Nr. 7 Magnesium phosphoricum D6 > Generell bei Bluthochdruck: Nr. 15 Kalium jodatum D6 > Alternativ: Nr. 22 Calcium carbonicum D6, Nr. 23 Natrium bicarbonicum D6
Depressionen	> Zur psychischen Stärkung: Nr. 5 Kalium phosphoricum D6 > Weitere Salze bei Depressionen: Nr. 8 Natrium chloratum D6, Nr. 10 Natrium sulfuricum D6, Nr. 13 Kalium arsenicosum D6, Nr. 16 Lithium chloratum D6, Nr. 17 Manganum sulfuricum D6, Nr. 20 Kalium Aluminium sulfuricum D6, Nr. 21 Zincum chloratum D6, Nr. 22 Calcium carbonicum D6
Diabetes	> Generell: Nr. 9 Natrium phosphoricum D6 und Nr. 10 Natrium sulfuricum D6 > Außerdem sind zusätzlich geeignet: Nr. 18 Calcium sulfuratum D6, Nr. 21 Zincum chloratum D6 und Nr. 22 Calcium carbonicum D6
Durchfall	> Mit Schmerzen: Nr. 3 Ferrum phosphoricum D12, Nr. 7 Magnesium phosphoricum D6 > Wässriger Durchfall: Nr. 8 Natrium chloratum D6 > Mit Völlegefühl: Nr. 9 Natrium phosphoricum D6 > Mit Blähungen: Nr. 10 Natrium sulfuricum D6 > Weitere Salze, die alternativ bei Durchfall helfen: Nr. 15 Kalium jodatum D6, Nr. 18 Calcium sulfuratum D6, Nr. 19 Cuprum arsenicosum D6, Nr. 20 Kalium Aluminium sulfuricum D6, Nr. 22 Calcium carbonicum D6

Nebenwirkung	Hilfreiche Schüßler-Salze
Eisenmangel-Anämie	Nr. 3 Ferrum phosphoricum D3/D12 und Nr. 8 Natrium chloratum D6
Erbrechen, Brechreiz	Nr. 8 Natrium chloratum D6 oder Nr. 9 Natrium phosphoricum D6
Fieber	> Bis 39°: Nr. 3 Ferrum phosphoricum D12 > Über 39°: Nr. 5 Kalium phosphoricum D6; alternativ: Nr. 8 Natrium chloratum D6
Foto-(Licht-)sensibilität	Nr. 3 Ferrum phosphoricum D12 und Nr. 6 Kalium sulfuricum D6
Gelenkschmerzen	Nr. 3 Ferrum phosphoricum D12 und Nr. 7 Magnesium phosphoricum D6 und Nr. 11 Silicea D12
Geschmacksstörungen	Nr. 19 Cuprum arsenicosum D6
Gleichgewichtsstörungen	Nr. 3 Ferrum phosphoricum D12 und Nr. 16 Lithium chloratum D6
Haarausfall, diffuser	> Fördert die Haarbildung: Nr. 11 Silicea D12 > Bei Haarwachstumsstörungen: Nr. 21 Zincum chloratum > Nach Medikamenteneinnahme oder Vollnarkose: Nr. 4 Kalium chloratum D6
Harndrang	Nr. 3 Ferrum phosphoricum D12 und Nr. 9 Natrium phosphoricum D6
Harnverhaltung	Nr. 3 Ferrum phosphoricum D6 und Nr. 10 Natrium sulfuricum D6
Hautreaktionen (Juckreiz, Ausschlag, Quaddeln, Rötung, Pickel)	Nr. 3 Ferrum phosphoricum D12 und Nr. 4 Kalium chloratum D6
Herzbeschwerden	> Zur Herzstärkung: Nr. 5 Kalium phosphoricum D6 > Bei Herzschmerzen: Nr. 7 Magnesium phosphoricum D6
Herzrhythmusstörungen	Nr. 5 Kalium phosphoricum D6, Nr. 7 Magnesium phosphoricum D6 oder statt Nr. 5 auch Nr. 14 Kalium bromatum D6
Hörstörungen	Nr. 3 Ferrum phosphoricum D12 und Nr. 7 Magnesium chloratum D6

Nebenwirkung	Hilfreiche Schüßler-Salze
Husten	Nr. 4 Kalium chloratum D6 und Nr. 7 Magnesium phosphoricum D6 als »Heiße Sieben«
Immunschwäche	Nr. 3 Ferrum phosphoricum D6
Impotenz	Nr. 5 Kalium phosphoricum D6, Nr. 8 Natrium chloratum D6 und Nr. 18 Calcium sulfuratum D6
Juckreiz	Nr. 7 Magnesium phosphoricum D6
Kehlkopf- und Rachenreizung	Nr. 3 Ferrum phosphoricum D12 und Nr. 4 Kalium chloratum D6
Koordinations- und Gangstörungen	Nr. 5 Kalium phosphoricum D6 und Nr. 16 Lithium chloratum D6
Kopfdruck	Nr. 3 Ferrum phosphoricum D12 und Nr. 7 Magnesium phosphoricum D6
Kopfschmerzen	Nr. 7 Magnesium phosphoricum D6
Krämpfe	› Bei blassen Personen: Nr. 2 Calcium phosphoricum D6 › Allgemein: Nr. 7 Magnesium phosphoricum D6
Kreislaufschwäche	Nr. 3 Ferrum phosphoricum D12 oder Nr. 5 Kalium phosphoricum D6
Magenschmerzen	Nr. 4 Kalium chloratum D6 und Nr. 7 Magnesium phosphoricum D6
Müdigkeit	Nr. 3 Ferrum phosphoricum D12 oder Nr. 5 Kalium phosphoricum D6
Mundtrockenheit	Nr. 8 Natrium chloratum D6
Muskelschmerzen	Nr. 7 Magnesium phosphoricum D6
Muskelschwäche	Nr. 5 Kalium phosphoricum D6
Nervenschmerzen	Nr. 7 Magnesium phosphoricum D6 und Salbe Nr. 3
Niedriger Blutdruck	Nr. 3 Ferrum phosphoricum D6 und Nr. 5 Kalium phosphoricum D6, Nr. 21 Zincum chloratum D6
Nierenfunktions-störungen	Nr. 4 Kalium chloratum D6
Ödeme	Nr. 10 Natrium sulfuricum D6, alternativ: Nr. 8 Natrium chloratum D6

Nebenwirkung	Hilfreiche Schüßler-Salze
Schlafstörungen	Nr. 7 Magnesium phosphoricum D6, Nr. 11 Silicea D12, Nr. 21 Zincum chloratum D6
Schmerzen	Nr. 7 Magnesium phosphoricum D6 als »Heiße Sieben«
Schüttelfrost	Nr. 3 Ferrum phosphoricum D12 und Nr. 5 Kalium phosphoricum D6
Schwindel	Nr. 7 Magnesium phosphoricum D6 und Nr. 9 Natrium phosphoricum D6
Schwitzen und Wärmestau	Nr. 3 Ferrum phosphoricum D12 und Nr. 11 Silicea D12
Sehstörungen	Nr. 3 Ferrum phosphoricum D12 und Nr. 10 Natrium sulfuricum D6
Sodbrennen	Nr. 9 Natrium phosphoricum D6
Strahlenschäden	Nr. 1 Calcium fluoratum D12 und Salbe Nr. 1
Tinnitus	Nr. 3 Ferrum phosphoricum D12 und Nr. 7 Magnesium phosphoricum D6
Trockenheit der Schleimhäute	Nr. 8 Natrium chloratum D6
Übelkeit	Nr. 9 Natrium phosphoricum D6
Unruhe	› Bei blassen Menschen: Nr. 2 Calcium phosphoricum D6 › Generell: Nr. 7 Magnesium phosphoricum D6
Verstopfung	› bei trocken aussehendem Stuhlgang: Nr. 8 Natrium chloratum D6 › Generell: Nr. 10 Natrium sulfuricum D6
Völlegefühl	› Wenn schmerzhaft: Nr. 7 Magnesium phosphoricum D6 › Generell: Nr. 9 Natrium phosphoricum D6
Wärmegefühl	Nr. 3 Ferrum phosphoricum D12
Zittern	Nr. 7 Magnesium phosphoricum D6, Nr. 14 Kalium bromatum D6
Zungenentzündung	Nr. 3 Ferrum phosphoricum D12 und Nr. 4 Kalium chloratum D6 › Alternativ: Nr. 12 Calcium sulfuricum D6

Organe und Gewebe stärken mit spezifischen Kuren

Jeder Mensch hat Schwachpunkte im Körper, also bestimmte Organe oder Gewebe, in denen häufiger Beschwerden auftreten als in anderen. In diesem Kapitel habe ich deshalb den Körper in verschiedene Organe und Gewebe unterteilt und diesen die wichtigsten Schüßler-Salze sowie naturheilkundliche Anwendungen zugeordnet. Organe sind funktionelle Einheiten, die aus Zellen und Geweben zusammengesetzt sind, etwa der Magen oder die Nieren. Neben Organen sind häufig auch Gewebe belastet oder geschwächt. Dies können beispielsweise Bänder und Sehnen oder Muskelgewebe sein. Falls Sie in einem dieser Bereiche Beschwerden haben oder wenn Sie wissen, dass diese Organe geschwächt oder belastet sind, dann liefert Ihnen dieses Kapitel einen schnellen Überblick, was Ihnen helfen kann. Alle Verfahren oder Anwendungen haben sich in vielen Jahren in meiner Praxis bewährt. Verschiedene Naturheilmethoden sind nur mit Namen erwähnt. Eine Seitenangabe verweist auf ausführlichere Informationen im Anhang ab Seite 170.

DOSIERUNG: Führen Sie mit diesen unterstützenden Maßnahmen und den aufgeführten Organsalzen eine sechswöchige Kur durch. Wenn bei den Salzen keine konkrete Dosierung angegeben ist, gilt die Regeldosierung (Seite 17). Hat Ihnen die Kur gutgetan, können Sie sie wiederholen, dann sollten Sie allerdings eine Pause von zwei Wochen einhalten. Sind mehrere Organe schwach oder belastet, können Sie – ebenfalls nach einer zweiwöchigen Pause – eine weitere Kur folgen lassen. Die angegebenen Tees sollten Sie maximal für vier bis sechs Wochen trinken.

Ab Seite 161 finden Sie einen Schnelltest, der Ihnen sagt, welche Salze für Sie besonders wichtig sind. Diesen Test können Sie auch machen, wenn keiner der im Folgenden genannten Bereiche auf Sie zutrifft, Sie aber dennoch Ihrem Körper eine stärkende Kur gönnen möchten.

Außerdem stelle ich Ihnen ab Seite 165 die Typenlehre nach Dr. Curry vor. Der Allgemeinarzt und Bioklimaforscher erkannte, dass das Wetter die körperlichen Reaktionen beeinflusst und dass die Menschen auf zweierlei Weise darauf reagieren. Testen Sie doch einmal, welcher Wetter-Typ Sie sind.

Arterien und Venen

Ansteigende Fußbäder bei arteriellen Durchblutungsstörungen und Venenproblemen – hier nur bis zur verträglichen Temperatur erhöhen (Seite 170); bei Venenproblemen zusätzlich: Rosskastanien- oder Rotweinlaub-Präparate (Apotheke, anzuwenden nach Packungsanleitung); bei geschwollenen Unterschenkeln: 3 TL Ackerschachtelhalmkraut auf 3 Tassen Wasser geben und diese Menge auf 2 Tassen einkochen lassen; die beiden Tassen über den Tag verteilt trinken. Bei Arteriosklerose: Magnesiumchlorid-Kur (Seite 180), Knoblauchtinktur (Info, Seite 37); Budwig-Kost (Info, Seite 138)

Schüßler-Salze zur Stärkung

> Nr. 1 Calcium fluoratum D12, Nr. 11 Silicea D12

Augen

Zur Stärkung der Augen sind Sehübungen die beste Möglichkeit. Es gibt inzwischen viele Bücher darüber, empfehlen möchte ich Ihnen das von Janet Goodrich (Literatur, Seite 184).

 INFO

Vor einigen Jahren verriet der inzwischen über 100-jährige Schauspieler und Sänger Johannes Heesters in einer Talkshow, was ihn jung erhält: Knoblauchschnaps. Inzwischen hat Heesters das Rezept auf seiner Homepage im Internet veröffentlicht (www.johannes-heesters.de/rezept.htm).
»Mehrere frische Knoblauchzehen fein hacken und eine Glasflasche damit bis zu einem Viertel auffüllen. Mit gutem Schnaps (z. B. Holländischer Genever) aufgießen, die Flasche fest verschließen und zirka vier Wochen auf ein Fensterbrett in die Sonne stellen. Meine Rezeptur: Morgens auf nüchternen Magen, mittags vor dem Essen und abends vor dem Schlafengehen je ein Gläschen davon trinken. Nach zirka 14 Tagen merkt man die Wirkung, die bei mir zur Kräftestärkung und Immunsteigerung beigetragen hat.«

Außerdem sind hilfreich: Hochfrequenztherapie (Seite 178); spezielle Augenvitamin-Mischungen (Apotheke/Reformhaus, einzunehmen nach Packungsanleitung); Augenspülungen mittels eines Augenglases und Augentrosttee (beides Apotheke, anzuwenden nach Packungsanleitung); Reflexzonen nach Spielmann (Literatur, Seite 184).

Schüßler-Salze zur Stärkung

> Zur Augendurchblutung: Nr. 3 Ferrum phosphoricum D12
> Zur Augenstärkung: Nr. 5 Kalium phosphoricum D6
> Für die Augenbindehaut: Nr. 4 Kalium chloratum D6

Bauchspeicheldrüse

Generell sind geeignet: Hochfrequenztherapie (Seite 178); Bioinformative Therapie nach Dr. Ludwig (Seite 173).

> Für die insulinproduzierende Funktion der Bauchspeicheldrüse: Eine blutzuckersenkende Wirkung besitzt ein wässriger Auszug der mexikanischen Hintonia-Rinde *(Hintonia latiflora)*; ein Fertigpräparat gibt es in Apotheken (einzunehmen nach Packungsanleitung). Auch Topinamburknollen (als Gemüse) sind geeignet, die Bauchspeicheldrüse zu entlasten. Diese Pflanze *(Helianthus tuberosus)* – eine Sonnenblumenart – kam im Mittelalter nach Europa. Wegen des stark sättigenden Effektes der Knolle konnten die Menschen im Dreißigjährigen Krieg überleben. Bis Mitte des 18. Jahrhunderts war Topinambur bei uns Grundnahrungsmittel. Derzeit wird er in Bio-Märkten wieder vermehrt angeboten.

Die Topinambur ist sehr kalorienarm und verhindert dadurch gefährliche Heißhunger-Attacken mit den typischen starken Insulinschwankungen. Dadurch bleibt der Blutzuckerspiegel unverändert und der Körper wird wieder an niedrigere Insulinspiegel gewöhnt. Das schont die Bauchspeicheldrüse.

> Für die bauchspeichelproduzierende Funktion der Bauchspeicheldrüse: Pflanzliche Präparate, die Auszüge aus Okoubaka enthalten (Apotheke, einzunehmen nach Packungsanleitung). Bei Störungen der Produktion von Bauchspeicheldrüsenenzymen sind Enzymmischungen (Apotheke, einzunehmen nach Packungsanleitung) hilfreich.

> Nr. 9 Natrium phosphoricum D6, Nr. 10 Natrium sulfuricum D6, Nr. 23 Natrium bicarbonicum D6

Blase/Harnleiter, Harnröhre

Die beste Methode, die Blase und den Blasenschließmuskel zu stärken, ist ein Blasenmuskel-Training (Tipp, rechts). Darüber hinaus sind die folgenden pflanzlichen Zubereitungen (als Fertigarzneimittel – Apotheke, anzuwenden nach Packungsanleitung) für die Blase von Vorteil: Hamamelis (wirkt zusammenziehend) – auch als Badezusatz zur äußeren Anwendung; Blutwurz (wirkt zusammenziehend) – ebenfalls zur äußeren Anwendung. Rezeptfreie Arzneimittel, die Auszüge aus Brennnessel, Kürbiskernen oder Sägepalme enthalten, können ebenfalls bei Blasenbeschwerden eingesetzt werden. Die Inhaltsstoffe der Kürbiskerne können den Blasendruck verringern, die Blasenfunktion verbessern und den Druck auf die Harnröhre senken.

Schüßler-Salze zur Stärkung

> Nr. 4 Kalium chloratum D6, Nr. 5 Kalium phosphoricum D6, Nr. 9 Natrium phosphoricum D6

Dick-, Dünn- und Zwölffingerdarm

Die besten Stärkungsmittel für den Darm sind lebende Keime, die die Darmflora aufbauen und die dazu beitragen, das ökologische Gleichgewicht im Darm wiederherzustellen. Dies ist besonders wichtig nach häufigen Antibiotika-Therapien. Geeignet sind für eine sechswöchige Kur Dünn- und Dickdarmbakterien. Sie sollten E.-Coli-Keime und Laktobazillen *(Lactobazillus acidophilus)* enthalten. Die Darmtätigkeit wird ebenfalls gefördert durch Rumpfbeugen sowie durch morgendliche Bürstenmassagen des Bauches im Uhrzeigersinn – sie wirken reflektorisch auf den Darm und regen die Durchblutung an.

Schüßler-Salze zur Stärkung

> Nr. 4 Kalium chloratum D6, Nr. 5 Kalium phosphoricum D6, Nr. 10 Natrium sulfuricum D6

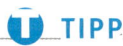
TIPP

Ein einfaches Training kann helfen, die Blasenmuskulatur zu festigen. Sie sollten das Training durchführen, wenn Sie häufiger als alle drei bis vier Stunden Wasser lassen müssen. Das Training hilft Ihnen, nach und nach die Intervalle zu verlängern. Wenn der Harndrang kommt, müssen Sie die Muskeln des Beckenbodens anspannen und versuchen, sie nach innen zu ziehen. Versuchen Sie Ihre Gedanken auf andere Dinge zu lenken. Haben Sie es mindestens eine Woche lang geschafft, den Harndrang anstatt einer Stunde anderthalb Stunden hinauszuzögern, dann versuchen Sie in der zweiten Woche, die Dauer nochmals um 15 Minuten zu verlängern. Das Ziel sollte sein, drei bis vier Stunden aushalten zu können.

Gebärmutter und Eierstöcke

Zur Regulierung der Menstruation und zur Stärkung der Gebärmutter empfehle ich Ihnen die folgende Teemischung (je Teedroge zu gleichen Teilen): Kraut von Schafgarbe, Frauenmantel, Hirtentäschelkraut und Johanniskraut. Nehmen Sie 1 EL der Teemischung pro Tasse heißes Wasser, 10 Minuten ziehen lassen und 2–3 Tassen davon trinken. Bioinformative Therapie (Seite 173); Dolomit-Pulver (Seite 176). Präparate, die Mönchspfeffer enthalten, regen die Gelbkörper-Hormonbildung an und helfen so bei Zyklusstörungen (Apotheke, einzunehmen nach Packungsanleitung).

Schüßler-Salze zur Stärkung

› Nr. 4 Kalium chloratum D6, Nr. 7 Magnesium phosphoricum D6

Gehirn, Gedächtnis

Buttermilch bietet aufgrund ihres Phosphor- und Lezithingehalts eine natürliche Möglichkeit, die Nerven zu stärken und das Konzentrationsvermögen zu verbessern. Ein Glas Buttermilch deckt außerdem 75 Prozent des täglichen Kalziumbedarfs. Hochfrequenztherapie (Seite 178).

Schüßler-Salze zur Stärkung

> Nr. 3 Ferrum phosphoricum D12, Nr. 5 Kalium phosphoricum D6

Gelenke, Bänder, Sehnen

Hilfreich sind Nahrungsergänzungspräparate, die Glucosamin und Chondroitin, Sternumkollagen, Mangan und/oder Schwefel enthalten (Apotheke, einzunehmen nach Packungsanleitung); Hochfrequenztherapie (Seite 178); Ausdauertraining nach Dr. van Aaken (Seite 171).

Schüßler-Salze zur Stärkung

> Nr. 1 Calcium fluoratum D12, Nr. 8 Natrium chloratum D6 und Nr. 11 Silicea D12; außerdem die Salben Nr. 1 und Nr. 11

Herz und Kreislauf

Bewegung ist das beste Training (Ausdauertraining, Seite 171) für ein gesundes Herz. Machen Sie eine leichte Gymnastik oder gehen Sie täglich spazieren. Sprechen Sie mit Ihrem Arzt oder Heilpraktiker, welche Bewegung für Sie geeignet ist. Überfordern Sie sich nicht. Trinken Sie zusätzlich dreimal täglich ein Gläschen Weißdornsaft und zusätzlich zur Herzstärkung 2–3 Tassen der folgenden Teemischung: je 20 g Baldrianwurzel, Lavendelblüten, Kümmelfrüchte und Fenchelsamen mischen, 1 TL davon mit 1 Tasse kochendem Wasser übergießen, 3 Tassen täglich trinken. In eine Tasse Tee pro Tag geben Sie zusätzlich 1 TL Dolomit-Pulver (Seite 176).

Schüßler-Salze zur Stärkung

> Nr. 5 Kalium phosphoricum D6 und Nr. 7 Magnesium phosphoricum D6

Immunsystem und Milz

Allgemeine Maßnahmen, die die Abwehr stärken, sind Sauna, Infrarotkabine, ansteigende Fußbäder oder warm-kalte Wechselduschen. Auch der tägliche Spaziergang – bei jeder Witterung – ist eine wunderbare Möglichkeit, das Immunsystem zu stärken.

Außerdem helfen Sonnenhutsaft, Vitamin C und Zink (Apotheke, einzunehmen nach Packungsanleitung). Ebenso ist die Eigenurintherapie ein fantastisches Mittel, die Abwehr zu stärken.

Schüßler-Salze zur Stärkung

> Mein Tipp – das Immunschema:
> Nr. 3 Ferrum phosphoricum D12; dann Nr. 11 Silicea D12 und anschließend Nr. 7 Magnesium phosphoricum D6; jedes Salz für 1–2 Wochen (Dosierung, Seite 17).

Knochen

Werden Knochen bewegt, bleiben sie gesund und können sich selbst erneuern. In der Knochenbiologie spricht man von einem Mechanostat, der das reguliert. Vermutet wird, dass dieser im Netzwerksystem der Osteozyten wirkt. Das sind einkernige Zellen, welche in sogenannten Knochenhöhlchen der mineralisierten Knochengrundsubstanz liegen. Der Mechanostat informiert die Knochenzellen, wie sie Knochenstruktur, Knochengeometrie und Festigkeit durch Auf-, Ab- und Umbau so anpassen, dass die Verformung der Knochen durch Bewegung immer in einem gleichen Maß bleibt. Die Bewegung ist bei Osteoporosekranken so wichtig, weil sie den Mechanostat informiert. Ein anderer Aspekt ist, Säuren zu vermeiden. Das beginnt bei der Auswahl der Nahrungsmittel (Seite 84). Wichtig für die Knochen sind pulsierende Magnetfelder (Bioinformative Therapie nach Dr. Ludwig Seite 173); außerdem: Lebertrankapseln (Apotheke, einzunehmen nach Packungsanleitung); Hochfrequenztherapie (Seite 178); Biomechanische Stimulation (Seite 174).

Schüßler-Salze zur Stärkung

> Nr. 2 Calcium phosphoricum D6, Nr. 1 Calcium phosphoricum D6 und Nr. 11 Silicea D12

Leber

Das Wichtigste für die Leber sind Bitterstoffe, sie kommen in Salaten und Gemüsen wie Radicchio, Chinakohl, Endivie und Chicorée vor. Der folgende Tee stärkt ebenfalls die Leber:

156

Mischen Sie zu gleichen Teilen Mariendistel- und Benediktenkraut und geben Sie 1 gehäuften TL in eine große Tasse – mit kochendem Wasser übergießen und 8–10 Minuten ziehen lassen. Trinken Sie abends eine Tasse. Geeignet sind außerdem: Pflanzensäfte (Artischocke, Löwenzahn, Schwarzsellerie). Bereiten Sie sich abends vor dem Schlafen einen Leberwickel zu: Tränken Sie dafür ein Küchenhandtuch in heißem Wasser und falten Sie es zweimal. Legen Sie es sich unter den rechten Rippenbogen bis etwas über die Körpermitte, darüber legen Sie ein trockenes Tuch und darüber eine Wärmflasche. Belassen Sie den Wickel 20–30 Minuten auf der Haut. Unterstützend sind Zink und/oder Phospholipide aus Sojakapseln (Apotheke, einzunehmen nach Packungsanleitung) für die Leber vorteilhaft.

Schüßler-Salze zur Stärkung

> Nr. 6 Kalium sulfuricum D6, Nr. 10 Natrium sulfuricum D6

Luftröhre/Speiseröhre

Für Speiseröhre und Luftröhre ist die Befeuchtung der Schleimhaut wichtig. Ebenso muss die Schleimhaut gestärkt werden. Lutschen Sie Emser Pastillen, am besten ohne Menthol, oder machen Sie ein- bis zweimal wöchentlich ein Gesichtsdampfbad (Seite 178). Auch Sole-Inhalationen mittels eines Inhalationsgeräts sind geeignet. Pastillen, die Isländisch Moos enthalten, sind ebenfalls wohltuend.

Schüßler-Salze zur Stärkung

> Nr. 4 Kalium chloratum D6 und Nr. 8 Natrium chloratum D6

Lunge und Bronchien

Die Buteyko-Atemtechnik (Seite 174) hilft, durch ein kontrolliertes Atemtraining die Lungenfunktion zu stärken und bei asthmatischen Beschwerden Erleichterung zu erfahren. Lungenstärkend wirkt ebenfalls der folgende Tee: Mischen Sie je 2 Teile Spitzwegerichblätter, Süßholzwurzel, Fenchelsamen und 1 Teil Thymian, zur Geschmacksverbesserung zusätzlich eine geringe Menge von Hagebuttenschalen, Stiefmütterchenkraut, Quendelkraut und Lungenkraut dazugeben. Nehmen Sie 1 EL der Mischung und übergießen Sie ihn mit einer Tasse heißem Wasser – 10 Minuten ziehen lassen und 2–3 Tassen täglich trinken (gesüßt mit Bienenhonig).

Schüßler-Salze zur Stärkung

> Nr. 3 Ferrum phosphoricum D12, Nr. 4 Kalium chloratum D6, Nr. 5 Kalium phosphoricum D6, Nr. 9 Natrium phosphoricum D6

Lymphe

Um den Lymphfluss in Gang zu bringen und zu intensivieren, ist eine Lymphdrainage-Behandlung beim Physiotherapeuten das Beste. Bei Lymphabflussstörungen oder -erkrankungen wird diese sogar teilweise von den Krankenkassen erstattet, wenn sie ein Arzt verordnet hat. Pflanzliche Präparate (Apotheke, anzuwenden nach Packungsanleitung), die Steinklee *(Melilotus officinalis)* enthalten, regen den Lymphfluss an und verbessern so die Lymphzirkulation.

Schüßler-Salze zur Stärkung

> Nr. 12 Calcium sulfuricum D6

Magen/Speiseröhre

Magen und Speiseröhre reagieren besonders empfindlich, wenn krankheits-, medikamenten- oder ernährungsbedingt zu viel Magensäure produziert wird. Kartoffelsaft (Apotheke/Reformhaus, anzuwenden nach Packungsanleitung) kann säurebedingte Beschwerden verhindern, hilft beim Abheilen von Entzündungen und stabilisiert die Magenschleimhaut.

Schüßler-Salze zur Stärkung

> Nr. 4 Kalium chloratum D6, Nr. 9 Natrium phosphoricum D6

Mund und Rachen

Die Mund- und Rachenflora setzt sich aus natürlichen Keimen zusammen, die vor Erkältungen schützen und ein optimales

Funktionieren der Abwehrbarriere ermöglichen. Belasten Gift-stoffe, krank machende Keime oder Allergene die Schleimhäute, besteht die Gefahr, dass Entzündungen immer wieder auftreten. Bei Entzündungen hilft Gurgeln und Spülen mit Apfelessig (ein Schuss Apfelessig auf ein halbes Trinkglas Wasser). Um die Mundschleimhaut von belastenden Stoffen zu reinigen, emp-fehle ich das Ölspülen (Seite 181).

Schüßler-Salze zur Stärkung

› Nr. 4 Kalium chloratum D6
› Bei trockenen Schleimhäuten: Nr. 8 Natrium chloratum D6

Muskulatur

Das beste Training zur Stärkung der Muskulatur und zur An-regung der Muskeldurchblutung sind die Ausdauersportarten Laufen, Radfahren oder Gymnastik. Mehr Spaß macht ein in der Intensität ansteigendes Muskelaufbautraining in der Gruppe. Volkshochschulen, Sport- und Selbsthilfevereine bieten regel-mäßig Kurse an. Um die Zirkulation im Körper generell zu ver-bessern, eignet sich das ansteigende Fußbad (Seite 170).

Schüßler-Salze zur Stärkung

› Nr. 3 Ferrum phosphoricum D12, Nr. 5 Kalium phosphoricum D6, Nr. 7 Magnesium phosphoricum D6

Nase, Nasennebenhöhlen

Auf Nasenatmung und -schleimhaut wirkt eine alte Methode aus Indien: die Nasenspülung. Diese Anwendung hat sich bei chroni-schem Schnupfen und als Vorbeugung gegen Erkältungen be-währt. Die Erfahrung hat gezeigt, dass die Abwehrkraft der Nasenschleimhaut steigt, wenn diese täglich mit Salzwasser ge-reinigt wird. Die Nasendusche schützt vor Husten, Schnupfen, Stirnhöhlen- und Mandelentzündungen und hilft bei Kopf-schmerzen und Schlaflosigkeit. Die Spülung wird mit physiologi-scher Kochsalzlösung (Apotheke) durchgeführt. Sie benötigen ein Spezialgefäß (= Nasendusche, Apotheke), in das Sie die Salz-lösung füllen. Halten Sie den stielförmigen Ausguss zunächst in ein Nasenloch und lassen Sie Wasser in die Nase fließen; den Kopf beugen Sie nach vorn; die Flüssigkeit läuft nun durch das andere Nasenloch wieder heraus. Wiederholen Sie diesen Vorgang mit dem anderen Nasenloch. Anschließend ausschnäuzen und durch die Nase mehrere Male ein- und ausatmen. Durch die Spülung werden die Schleimhäute ausgewaschen und Schleim, Schmutz und Keime ausgespült.

Schüßler-Salze zur Stärkung

› Nr. 4 Kalium chloratum D6, Nr. 8 Natrium chloratum D6

Nieren

Zur Durchspülungstherapie der Nieren sind pflanzliche Präparate geeignet, die Goldrute *(Solidago virgaurea)* oder Koemis Koetjing Blätter *(Orthosiphonis spicatus)*, auch als Indischer Nierentee bezeichnet, enthalten. Beide Teedrogen erhalten Sie in der Apotheke, auch als Fertigmischung – anzuwenden nach Packungsanleitung. Ein Nierentee sollte maximal 4–6 Wochen getrunken werden.

Schüßler-Salze zur Stärkung

› Nr. 4 Kalium chloratum D6

Ohren

Ihre Ohren sind empfindlich, es kommt immer wieder zu Entzündungen oder Ihr Hörvermögen ist eingeschränkt? Dann hilft die LLL-Lasertherapie (Seite 179), um die Schmerzen zu lindern und die Entzündung einzudämmen, außerdem die Hochfrequenztherapie (Seite 178). Spagyrische Präparate aus Eigenurin- und Eigenbluttherapie sind ebenfalls geeignet, um die Empfindlichkeit zu senken (Seite 177). Entlastend auf die Ohren wirken Ohrkerzen (Apotheke/Reformhaus, anzuwenden nach Packungsanleitung).

Schüßler-Salze zur Stärkung

› Nr. 2 Calcium phosphoricum D6, Nr. 4 Kalium chloratum D6, Nr. 11 Silicea D12

Prostata

Kürbiskerne, Tee aus dem Kleinblütigen Weidenröschen *(Epilobium parviflorum)*. Weidenröschentee wirkt antibakteriell und entzündungshemmend und wird in der Naturheilkunde bei Blasen- und Nierenkrankheiten sowie Prostatabeschwerden verwendet. Zubereitung: Nehmen Sie 1 gestrichenen EL pro Tasse und überbrühen Sie das Kraut mit siedendem Wasser, 10 Minuten ziehen lassen, 2–3 Tassen täglich trinken. Für die Durchblutung der Prostata und als Schutz gegen eine Prostatavergrößerung ist die Schröpftherapie (Vakuumsaugpumpe) geeignet (Bezugsquellen, Seite 187).

Schüßler-Salze zur Stärkung

› Nr. 3 Ferrum phosphoricum D12, Nr. 10 Natrium sulfuricum D6, Nr. 12 Calcium sulfuricum D6

Schilddrüse

Bei Irritationen der Schilddrüse empfehle ich meinen Patienten spagyrisch zubereitete Tropfen aus Eigenurin und Eigenblut (Seite 177); hilfreich ist außerdem Hochfrequenzbehandlung nach Nikola Tesla (Seite 178).

Schüßler-Salze zur Stärkung

› Nr. 15 Kalium jodatum D6

Zunge

Ist die Zungenoberfläche entzündet oder empfindlich, hilft eine Ölspülung (Ölziehen) mit Sonnenblumenöl (Seite 181). Diese Anwendung wird auch zur Beseitigung von belastenden Substanzen im Mundraum empfohlen und wurde in den 1980er-Jahren erstmals von der Russischen Akademie der Wissenschaften publiziert. Zur Reinigung der Zunge empfiehlt sich ein Zungenschaber (Apotheke, Drogeriemarkt).

Schüßler-Salze zur Stärkung

› Nr. 4 Kalium chloratum D6, Nr. 12 Calcium sulfuricum D6

Schnelltest:
Welches Salz ist für mich wichtig?

So funktioniert der Test

Lesen Sie bitte alle Fragen aufmerksam durch. Wenn eine Frage auf Sie zutrifft, dann übertragen Sie die in der rechten Spalte angegebenen Nummern der Salze mit jeweils einem Strich in die kleine Tabelle auf Seite 164. Wenn mehrere Salze angegeben sind, vergeben Sie pro Salz einen Strich. Finden Sie in der rechten Spalte eine weitere Einschränkung, so markieren Sie nur das für Sie zutreffende Salz. Anschließend addieren Sie in der kleinen Tabelle alle Striche je Zeile und tragen die Gesamtzahl in die dritte Spalte ein. Die drei bis vier am häufigsten vorkommenden Salze wählen Sie für Ihre Kur aus. Sollten alle Salze eine ähnliche Punktzahl erreicht haben, dann führen Sie drei Kuren nacheinander durch – mit jeweils vier Salzen. Nehmen Sie je Salz über den Tag verteilt drei bis sechs Tabletten ein, und zwar für sechs Wochen. Alternativ können Sie auch einen Schüßler-Drink (Seite 27) über den Tag schluckweise trinken.

1. Waren Ihre Leberwerte bei der letzten Blutuntersuchung erhöht oder im Grenzbereich (GOT, GPT, Gamma-GT)?	Nr. 6, Nr. 10
2. Wurde bei Ihnen festgestellt, dass die Nierenwerte (Kreatinin, Harnstoff, Cystatin C) erhöht oder grenzwertig sind?	Nr. 4
3. Ist Ihr Urin oft trübe und schäumt oder wurde mit Teststreifen Eiweiß im Urin festgestellt?	Nr. 4, Nr. 10
4. Leiden Sie öfter unter chronischer Verstopfung? (siehe auch Frage 27)	Nr. 3, Nr. 10
5. Haben Sie nach »schweren« abendlichen Mahlzeiten Schlafprobleme und/oder ein Druckgefühl im Oberbauch?	Nr. 9
6. Besteht bei Ihnen morgendlicher Auswurf?	Nr. 3, Nr. 6
7. Ist Ihr Abwehrsystem schwach und sind Sie öfter erkältet?	Nr. 3, Nr. 6, Nr. 7

8. Fällt es Ihnen schwer, bei leichter körperlicher Belastung wie Treppensteigen normal zu atmen, und müssen Sie öfter stehen bleiben und »verschnaufen«?	Nr. 5, Nr. 7
9. Ist Ihr Stuhlgang oft gelblich oder sieht er hell aus?	Nr. 6, Nr. 10
10. Haben Sie einen Reizmagen und/oder leiden Sie öfter unter Sodbrennen?	Nr. 9, Nr. 4
11. Sind Sie Diabetiker oder hatten Sie schon öfter schwankende Blutzuckerwerte?	Nr. 9, Nr. 10
12. Fühlen Sie sich Ihren Aufgaben oft nicht gewachsen oder sind Sie nach geistiger oder körperlicher Anstrengung schnell erschöpft?	Nr. 5
13. Hatten Sie schon öfter eine Blasenentzündung oder leiden Sie unter einer Reizblase?	Nr. 3, Nr. 4, Nr. 9
14. Ist die Menstruation (Periode) bei Ihnen unregelmäßig, schmerzhaft oder haben Sie Zwischenblutungen?	Nr. 4, Nr. 7
15. Haben Sie Krampfadern, Besenreiser oder Hämorrhoiden?	Nr. 1, Nr. 11
16. Fällt es Ihnen schwer, sich zu konzentrieren, oder haben Sie den Eindruck, dass die Merkfähigkeit nachlässt?	Nr. 3, Nr. 5
17. Wurde bei Ihnen Arteriosklerose festgestellt und leiden Sie unter davon abhängigen Beschwerden wie Bluthochdruck oder Angina pectoris?	Nr. 1, Nr. 11
18. Hatten Sie schon öfter Infekte im Hals-Nasen-Ohren-Bereich oder sind Sie dort besonders empfindlich und reagieren auf Zugluft und Kälte?	Nr. 4, Nr. 6
19. Schlafen Sie schlecht ein oder leiden Sie unter Durchschlafstörungen?	Nr. 7, Nr. 11
20. Leiden Sie unter Sehstörungen, wie Kurz-, Weitsichtigkeit?	Nr. 3, Nr. 7
21. Sind Sie oft blass und regenerieren Sie sich schlecht nach Krankheiten?	Nr. 2

22. Haben Sie als Mann Probleme mit dem Wasserlassen (Nachtröpfeln, nächtlicher Harndrang) aufgrund einer Prostatavergrößerung?	Nr. 3, Nr. 10
23. Bereiten Ihnen die Gelenke Beschwerden, zum Beispiel Hüft-, Knie- oder Fingergelenke?	Nr. 1, Nr. 8, Nr. 11
24. Spüren Sie manchmal Schmerzen an den Knochen oder wurde bei Ihnen Osteoporose festgestellt?	Nr. 1, Nr. 2, Nr. 7, Nr. 11
25. Ist der Lymphfluss bei Ihnen gestört, sodass es öfter zu Schwellungen an Armen, Beinen und Fingern kommt?	Nr. 12
26. Leiden Sie unter trockenen Augen?	Nr. 8
27. Haben Sie Verstopfung, wobei Ihr Stuhlgang trocken aussieht?	Nr. 8
28. Sind Sie an chronisch-entzündlichem Rheuma erkrankt?	Nr. 12
29. Tränen Ihre Augen häufig, vor allem im Freien und wenn es windig ist?	Nr. 8
30. Leiden Sie unter Blähungen und/oder Darmwinden?	Nr. 9, Nr. 10; bei übel riechenden Winden: Nr. 5
31. Ist Ihr Stuhlgang öfter gräulich gefärbt?	Nr. 9, Nr. 6
32. Verträgt Ihr Magen Schmerzmittel nicht und haben Sie deshalb ein Druckgefühl oder Brennen im Magenbereich?	Nr. 4, Nr. 9
33. Ist eine akute Blasenentzündung bei Ihnen chronisch geworden und scheinbar schwer auszuheilen?	Nr. 12
34. Ist Ihre Haut empfindlich und neigt immer wieder zu Entzündungen wie Pickeln, Pusteln und Ausschlägen?	Nr. 3, Nr. 11
35. Kommen bei Ihnen häufiger Muskelkrämpfe vor?	Nr. 7; bei blassen Personen: Nr. 2
36. Wurde bei Ihnen eine Anämie (Blutarmut) festgestellt?	Nr. 2, Nr. 8; bei Eisenmangelanämie: Nr. 3

164

37. Sind Ihre Haut und/oder die Lippen trocken?	Nr. 8
38. Haben Sie das Gefühl, dass Ihr Stoffwechsel träge ist und Sie etwas tun müssen, um die Ausscheidung von Giftstoffen anzuregen?	Nr. 6, Nr. 10, Nr. 12
39. Müssen Sie bei Anspannung und Aufregung öfter die Toilette zum Wasserlassen aufsuchen?	Nr. 5
40. Ist Ihre Haut hart und rissig oder haben Sie extrem viel Hornhaut?	Nr. 1
41. Leiden Sie, vor allem im Sommer, unter geschwollenen Unterschenkeln?	Nr. 1, Nr. 10, Nr. 11
42. Stellen Sie öfter eine unnatürliche Wangenröte im Gesicht fest, vor allem bei Stress, Ärger, Aufregung, Anspannung?	Nr. 7
43. Quält Sie morgendlicher Reizhusten, der im Lauf des Tages wieder verschwindet?	Nr. 4, Nr. 7
44. Bemerken Sie öfter dunkle Schatten an den inneren Augenwinkeln?	Nr. 3
45. Heilen bei Ihnen Wunden schlecht?	Nr. 11

Ihr Testergebnis

Salz Nr.	Vorkommen	Gesamtanzahl Salz
1 – Calcium fluoratum D12		
2 – Calcium phosphoricum D6		
3 – Ferrum phosphoricum D12		
4 – Kalium chloratum D6		
5 – Kalium phosphoricum D6		
6 – Kalium sulfuricum D6		
7 – Magnesium phosphoricum D6		
8 – Natrium chloratum D6		
9 – Natrium phosphoricum D6		
10 – Natrium sulfuricum D6		
11 – Silicea D12		
12 – Calcium sulfuricum D6		

Die Typenlehre nach Dr. Curry

Vielleicht ist es Ihnen oder Ihrem Partner schon aufgefallen: Sie selbst fühlen sich wohl, wenn das Schlafzimmerfenster nachts geschlossen ist. Ihr Partner bzw. Ihre Partnerin hingegen will es lieber offen stehen lassen – winters wie sommers. Das ist nicht irgendeine sture Angewohnheit, sondern eine typbedingte Sache. Und Sie beide tun unbewusst das Richtige für sich und fühlen sich wohler, wenn Sie Ihrem Instinkt nachgeben. Oder ein anderes Beispiel: Rheumatiker sagen oft, dass sie einen Wetterumschwung fühlen, ebenfalls Kopfschmerz- oder Migränekranke. Womit hängt das zusammen? Die Antwort auf diese Frage lieferte der Allgemeinmediziner und Bioklimaforscher Dr. Manfred Curry (1899–1953). Er entdeckte diese Typzusammenhänge durch Zufall: Während eines Aufenthalts in Afrika erkrankte er an Ruhr, die Folge war eine chronische Herzmuskelentzündung. Er stellte fest, dass er sich bei kleinsten Veränderungen in der Atmosphäre sehr schlecht fühlte. Auf seinem Nachttisch stand ein Barometer, das er aufmerksam beobachtete. Dabei bemerkte er, dass Veränderungen seines Befindens in Beziehung zu Schwankungen des Luftdrucks standen. Er fasste den Entschluss, diesem Phänomen nachzugehen. Am Chiemsee erforschte er in Zusammenarbeit mit vielen Wissenschaftlern seine Beobachtungen.

Wetterbedingte Beschwerden und körperliche Reaktionen verstehen

Dr. Curry kam im Lauf der Jahre zu dem Schluss, dass etwas Chemisches für Wettereinflüsse verantwortlich ist. Versuche zeigten, dass der Schlüssel der wetterbedingten Einflüsse in der Ozonkonzentration der Luft liegt. Ozon ist aktivierter Sauerstoff; Sauerstoff hat das chemische Zeichen O_2, Ozon dagegen O_3. Curry stellte fest, dass es synthetisches Ozon gibt, Ozonid, das durch aromatische Riechstoffe einen charakteristischen Geruch entwickelt, sowie eine geruchlose Form, das reine Ozon. Dieses reine Ozon nannte er Aran und entwickelte Geräte, die weltweit zu Messungen eingesetzt wurden. Dabei stellten er und andere Wissenschaftler fest, dass der Arangehalt der Luft je nach

Jahreszeiten schwankt sowie Tag- und Nachtschwankungen unterliegt. Ebenso verändert er sich bei Wetterwechsel – je nach Aufziehen einer Warm- oder Kaltfront (Info, Seite 167).

Erkennen Sie Ihren Typ

Der Durchzug solcher Fronten bewirkt bei wetterempfindlichen Personen das Auftreten bestimmter Beschwerden (»Wetterempfindlichkeit«). Das ist zwar schon lange in der Medizin bekannt, aber es war nicht klar, warum das so ist. Viele Untersuchungen weltweit führten zu keinem logischen und messbaren Resultat. Die Erklärung dazu hat Dr. Manfred Curry geliefert.

Dr. Curry ordnete die Menschen diesen Fronten zu: Demnach gibt es den Kaltluft-Empfindlichen, Kaltfront-Empfindlichen oder K-Typ und den Warmluft-Empfindlichen, Warmfront-Empfindlichen oder W-Typ. Daneben kommt ein Mischtyp (G-Typ) vor, der allerdings seltener ist. Von Geburt aus sind die Menschen W-Typen – der K-Typ entwickelt sich erst im Lauf des Lebens. Bei der Klassifizierung der Typen bezeichnete Curry den W-Typ als Sympathikotoniker und den K-Typ als Vagotoniker. Der Sympathikotoniker ist ein vom Sympathikus (Teil des vegetativen Nervensystems) stärker beeinflusster Mensch. Er fühlt sich oft angespannt, neigt zu Bluthochdruck, Kopfschmerzen, Unruhe, Nervosität, feuchten Händen, Konzentrationsproblemen, Einschlafschwierigkeiten und Herz-Kreislauf-Problemen. Der Vagotoniker (von Vagus/Parasympathikus, Teil des vegetativen Nervensystems) ist ein vom Vagus beherrschter Mensch. Diese Menschen wirken oft sehr ruhig und tragen ihre inneren Konflikte durch Vagusreaktionen aus, zum Beispiel Magen-Darm-Störungen. Auch der Vagotoniker kann in akuten Situationen mit Kopfschmerzen (durch Blutdruckabfall, Blutleere im Kopf) reagieren. Durch Unterversorgung des Gehirns sind Konzentrationsprobleme ebenfalls häufig. Der Vagotoniker reagiert dann mit Schwindel, Benommenheit und Müdigkeit.

Typbestimmung – bin ich ein W- oder K-Typ?

› Der W-Typ ist empfindlich gegen Südwind und fühlt sich bei Nordwinden, die meist rau sind, wohl. Außerdem verträgt er Höhenklima sehr gut. Er kann nur bei offenem Fenster schlafen und hat eine rosige Gesichtsfarbe. Er fühlt sich im kühlen

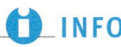 **INFO**

Was bedeutet Warmfront und Kaltfront? Eine Front ist eine Trennungszone verschiedener Luftmassen. Bei uns sind zwei verschiedene Luftmassen besonders wichtig: die Warmfront an der Vorderseite eines Tiefdruckgebietes und die Kaltfront an dessen Rückseite. Zieht eine Warmfront vorüber, bedeutet dies, dass die vorhandenen Luftmassen durch relativ feuchte, warme, aus südwestlichen Meeresgebieten stammende Luft ersetzt werden. Das führt meist zu Regenfällen. Die Kaltfront hingegen bringt kühle, klare und trockene Luft mit wolkenarmer Witterung und stammt aus nördlichen Breiten.

Schlafzimmer wohl, empfindet kühle Bäder als angenehm, träumt viel und hat ein ausgeprägtes Bewegungsbedürfnis, da er so vermehrt Luft aufnimmt. Der W-Typ mag keine beengende Kleidung, vor allem nicht am Hals. Er schwitzt mehr als der K-Typ und braucht im Dunkeln länger, bis sich seine Augen an die Dunkelheit gewöhnt haben; er liebt kohlenhydratreiche Nahrung und pflanzliche Kost und ist anfällig für Stimmungsschwankungen (depressive Verstimmung). Im Vergleich zum K-Typ ist die Erregbarkeit beim W-Typ herabgesetzt, er ist nicht sehr kitzelig. Der W-Typ fühlt sich bei hoher Ozonkonzentration wohl. Er braucht außerdem mehr Luft, er fühlt sich in einer Telefonzelle unwohl und kann beim Tauchen den Atem nicht lange anhalten. Hat er Beschwerden, dann hilft es ihm schon, wenn das Fenster weit geöffnet wird.

› Gehören Sie zum K-Typ, dann lieben Sie mildes Klima, kaltes und raues Wetter bekommt Ihnen überhaupt nicht. Dieses kann beim K-Typ zu krampfartigen Beschwerden und Anfällen führen. Gewitter beeinflusst und/oder verschlechtert ebenfalls das Befinden des K-Typs. K-Typen sind blass, kleiden sich warm, tragen oft »mehrere Schichten«; Sonne und heiße Bäder vertragen sie sehr gut. Sie sind in der Regel Fleischesser (wenn sie nicht aus ethischen Gründen Vegetarier sind) und salzen und würzen ihre Speisen gut. K-Typen sind streitsüchtig und leicht reizbar. Der K-Typ ist sehr kitzelig und fühlt sich bei hohen Ozonkonzentrationen schlecht. Dieser Typ kommt mit weniger Luft aus, kann den Atem beim Tauchen länger anhalten und Räume, in denen viele Menschen sind, machen ihm nichts aus.

Der Kugelschreiber-Test verrät Ihren Typ

Eine physiologische Reaktion, der Dermografie-Test, unterscheidet den W- vom K-Typ. In der Medizin versteht man unter Dermografismus die »Hautschrift«, die als Reaktion auf mechanische Reizung mit einem spitzen Gegenstand als örtliche Gefäßreaktion auftritt. Ursache dafür ist ein Nervenreflex (Axonreflex; Axon ist der von einer Zellmembran umschlossene lange Fortsatz der Nervenzelle). Die Reaktionen sind beim K- und W-Typ unterschiedlich. Fährt man mit einem Kugelschreiber oder einer Häkelnadel über die Haut am Oberarm, Rücken oder Bauch, entsteht beim W-Typ schnell eine rötliche Verfärbung der Haut (roter Dermografismus). Beim K-Typ bleibt die Stelle meist weiß oder die Rötung verschwindet schnell (weißer Dermografismus).

Für jeden Typ die richtigen Konstitutionssalze

Interessant ist dies im Zusammenhang mit Schüßler-Salzen. So braucht der W-Typ andere Mineralstoffe als der K-Typ. W-TYP: Sein typisches Konstitutionsmittel ist Nr. 5 Kalium phosphoricum. Weitere Schüßler-Salze, die dem W-Typ guttun, sind: Nr. 9 Natrium phosphoricum oder alternativ Nr. 23 Natrium bicarbonicum. Bei Einnahme der Nr. 5 ist, um eine intensivere Wirkung bei der Typbehandlung zu erzielen, die dritte Dezimalpotenz (D3) besser geeignet. K-TYP: Für ihn sind zwei Salze gleichermaßen wichtig – sie stehen in der Rangordnung gleichwertig: Nr. 2 Calcium phosphoricum und Nr. 7 Magnesium phosphoricum. Ergänzend dazu sind die Jod-Salze von Bedeutung, nämlich Nr. 15 Kalium jodatum und Nr. 24 Arsenum jodatum. Ich erachte die Nr. 24 als das wichtigere Salz. Für die Salze Nr. 2 und Nr. 7 empfehle ich für die Typbehandlung die dritte Dezimalpotenz (D3). Bevor Sie eine Behandlung mit den für Sie wichtigen Schüßler-Salzen beginnen (Chronische Beschwerden von A bis Z, Seite 60), empfehle ich Ihnen, für vier Wochen die Kur für den K- bzw. W-Typ durchzuführen. Sie tut Ihnen in jedem Fall gut!

Kur für den W-Typ

Nehmen Sie vier Wochen lang Nr. 5 Kalium phosphoricum D3 und Nr. 9 Natrium phosphoricum D3 (jeweils 3 x 2 Tabletten über den Tag verteilt) ein. Trinken Sie außerdem täglich 3–6 Tassen »dünnen« Kamillentee (1 EL Kamillenblüten mit $^3/_4$ l heißem Wasser übergießen, 5 Minuten ziehen lassen und über den Tag verteilt trinken). Nehmen Sie besser fünf kleinere als drei große Mahlzeiten zu sich. Das können Sie nach der Kur beibehalten. Trinken Sie nur alkalisches Mineralwasser, z. B. Vichy, Fachinger, Marienbader Rudolfsquelle). Machen Sie ab und zu eine kalte Ganzkörperabreibung, gehen Sie in die Sauna und Infrarotkabine. Ernähren Sie sich eiweißarm oder vegetarisch, dafür kohlenhydratreich. Schlafen Sie bei offenem Fenster und gehen Sie öfter raus (ein Waldspaziergang tut Ihnen besonders gut). Achten Sie bei der Ernährung auf kaliumreiche Lebensmittel wie Kartoffeln, Spinat, Feigen und Nüsse. Und verwenden Sie Gewürze und Kochsalz sparsam. Die allgemeinen Hinweise sollten Ihnen auch nach der vierwöchigen Kur eine Richtlinie für Ihr Ernährungs- und Bewegungsverhalten sein. Möchten Sie den Kurerfolg toppen, rate ich Ihnen zu einem Aufenthalt an der italienischen Riviera (Alassio) oder in Davos und Arosa in der Schweiz.

Kur für den K-Typ

Nehmen Sie für vier Wochen die beiden Salze Nr. 2 Calcium phosphoricum D3 und Nr. 7 Magnesium phosphoricum D3 (3 x 1 Tablette über den Tag verteilt) ein. Die Wirkung der Kur unterstützen Sie, wenn Sie zwei- bis dreimal täglich eine Tasse grünen oder schwarzen Tee trinken (das können Sie nach der Kur beibehalten). Fördern Sie den Erfolg Ihrer Kur (auch das können Sie nach der Kur beibehalten) mit Kohlensäurebädern, Leberwickeln (Seite 156), Sonnenbädern und Massage. Eine Schroth-Kur tut Ihnen ebenfalls gut. Trinken Sie generell eher »saure« Mineralwässer wie Bad Mergentheimer, Bad Reichenhaller und Bad Nauheimer. Achten Sie auf kohlenhydratarme und eiweißreiche Kost und würzen Sie Ihr Essen gut. Wenn Sie sich etwas Besonderes gönnen wollen, dann fahren Sie während Ihrer Kur an die französische Riviera (z. B. Menton, Nizza) oder nach Südtirol (z. B. Meran).

Zum Nachschlagen

Unterstützende Therapien

Schüßler-Salze sind äußerst wirkungsvolle Naturheilmittel mit oft erstaunlicher Heilkraft bei chronischen Beschwerden! Aber dennoch sind bei akuten und chronischen Beschwerden andere Verfahren zusätzlich hilfreich, um schneller und nachhaltiger zum Erfolg zu kommen. Beispielsweise können mit Schüßler-Salzen keine Wirbelblockaden gelöst werden, hier ist eine manuelle Wirbelsäulentherapie beim Arzt oder Heilpraktiker vonnöten. Oder nehmen wir die physikalischen Therapien wie das Schiele-Kreislaufbad. Es unterstützt wirkungsvoll die Behandlung mit den für Durchblutung wichtigen Salzen, etwa bei Herz-Kreislauf-Erkrankungen. Auch die Darmflora kann nur mit lebenden Bakterien aufgeforstet werden, wenn zum Beispiel nach einer Antibiotika-Therapie wichtige Keime zerstört wurden.

Sie sehen also, dass Sie in diesem Buch viele Rundum-Pakete für Ihre Gesundheit finden. Und das macht es einzigartig. In den meisten Büchern über natürliche Heilmethoden lesen Sie nur etwas über die jeweilige Therapie – zum Gesundwerden ist aber oft mehr notwendig. Und darüber möchte ich Sie in diesem Kapitel informieren. Je mehr Sie von den verschiedenen Methoden für sich kombinieren, desto größer ist die Chance, dass Sie schnell wieder gesund werden. Dabei helfen Ihnen auch Ärzte für Naturheilverfahren und Heilpraktiker, die einige der nachfolgenden Methoden anwenden, die Sie allein zu Hause nicht durchführen können (z. B. der Cytolisa-Test).

Ansteigende Fußbäder, Schiele-Bäder

Ansteigende Fußbäder (in der Temperatur, nicht in der Wassermenge ansteigend) werden seit Langem in der Naturheilkunde angewendet. Richtig bekannt wurden sie allerdings erst, seit Fritz Schiele aus Hamburg (deshalb als Schiele-Bad bezeichnet) eine spezielle Fußbadewanne entwickelte. Es erhöht schrittweise und automatisch die Wassertemperatur. Der Effekt bei ansteigenden Fußbädern beruht auf der langsamen Temperaturerhöhung. Dadurch werden Durchblutung, Mikrozirkulation und Stoffwechsel und somit auch die Funktion aller Organe angeregt. Als Folge treten schmerzlindernde, entzündungshemmende, blutdruckregulierende und entspannende Effekte auf.

Hilfreich bei folgenden Beschwerden: Altersbeschwerden, Asthma, Bluthochdruck, niedriger Blutdruck, Erkältungen, Hauterkrankungen wie Schuppenflechte, Akne, Frostbeulen, Furunkel, Herz-Kreislauf-Erkrankungen (bei Venenerkrankungen nur bis zur verträglichen Temperaturhöhe, maximal 39 °C), Magen-Darm-Erkrankungen, Menstruationsstörungen, Krämpfe, Neuralgien, Nieren-Blasen- und Prostata-Erkrankungen, rheumatische Erkrankungen, Wirbelsäulenbeschwerden, Schlafstörungen und Nervosität.

Durchführung: Haben Sie keine elektrische Fußbadewanne, dann benötigen Sie eine große Schüssel, in der Ihre Füße bequem nebeneinander stehen können. Zusätzlich brauchen Sie ein kleines Gefäß (Tasse). Füllen Sie die Schüssel mit 34 °C warmem Wasser, bis beide Füße bis kurz oberhalb der Knöchel davon bedeckt sind. In den nächsten 15 bis 20 Minuten geben Sie jeweils eine Tasse heißes Wasser dazu und entnehmen sogleich eine Tasse Wasser aus der Schüssel. Messen Sie die Wassertemperatur mithilfe eines Badethermometers, sie soll pro Minute um etwa 0,5 °C langsam bis auf 45 °C (oder wie verträglich) ansteigen. Nach dem Bad die Füße abfrottieren und zur Hautpflege die Salbe Nr. 11 auftragen, dann etwas nachruhen. Machen Sie das Bad an fünf Tagen hintereinander, dann zwei Tage Pause. Wenden Sie es mindestens drei Wochen lang an. Die Wirkung der Fußbäder können Sie steigern, wenn Sie Basensalze (Seite 132, Apotheke) oder Dolomit-Pulver (Seite 176) zufügen. Auf die gleiche Weise sind auch Handbäder möglich.

Ausdauertraining nach Dr. Ernst van Aaken

Dr. Ernst van Aaken, Sportarzt und Trainer (1910–1984) mit Praxis in Waldniel, gilt als Begründer des Dauerlauftrainings. Die allgemeine Anerkennung seiner Methode erfolgte 1964 nach den Olympischen Spielen in Tokio. Er entwickelte eine Ausdauermethode, bei der maximale Sauerstoffaufnahme angestrebt wird, ohne dass anfänglich zu viel Sauerstoff in den Muskeln verbraucht wird. Dadurch wird die Bildung von Milchsäure und Brenztraubensäure vermieden, die zu Muskelkater führen. Die Zellen geben Natrium und Wasser ab und nehmen dafür Kalium auf – dies führt dazu, dass sich das Energiepotenzial in der Zelle erhöht. Kennzeichen des Ausdauertrainings nach van Aaken ist eine ökonomischere Atmung, wodurch sich die persönliche Ausdauerleistungsgrenze erhöht und gleichzeitig das Körpergewicht verringert wird. Das Wichtigste beim Ausdauertraining nach van Aaken ist: tägliches Laufen, viel Laufen (langsame Steigerung – je nach individuellen Möglichkeiten von 10–80 km), ein schonendes Tempo (bei einem Puls von maximal 130 Schlägen pro Minute), häufige Pausen bis zur vollständigen Erholung und ein bis zwei Tempoläufe pro Training (im Verhältnis von 20–40 Minuten Laufen zu 1 Minute Tempolauf).

Hilfreich bei folgenden Beschwerden: Bei Gelenkerkrankungen riet van Aaken im Gegensatz zur üblichen Medizin zu Dauerlauf und Radfahren. Dabei machte er die interessante Entdeckung, dass sich beispielsweise Hüft- und Kniegelenkerkrankungen besserten. Er wehrte sich dagegen, Gelenkerkrankungen als Verschleißerscheinung abzutun, und bewies, dass natürliche Bewegung heilsam ist. Bei Gelenksarthrose führt der Weg zur Heilung über das Ausdauertraining durch Laufen und Radfahren. Bei einem Training von 10 Kilometern bewegen sich Hüft- und Kniegelenke 2000-mal und monatelanges Radfahren von täglich 10 bis 40 Kilometern trainiert Muskeln, Gelenke, Sehnen und Bänder schonend und ohne Belastung.

Durchführung: Bei Erkrankungen empfahl er zunächst leichtes Laufen auf der Stelle. Er beobachtete, dass Schmerzen, die bei einigen Patienten anfangs auftraten, abklangen, wenn sie weiter trainierten. Unterstützend verordnete er morgens ein 40 °C heißes Vollbad und vor dem Schlafengehen ein 45 °C heißes Sitzbad – jeweils mit 100 bis 200 Gramm Schwefelsalz (Kaliumsulfat) oder einem fertigen Schwefelbad (beides Apotheke, anzuwenden nach Packungsanleitung). Herz-Kreislauf-Patienten sollten die Anwendung des Schwefelbades vorher mit ihrem Arzt oder Heilpraktiker besprechen. Weitere Informationen zur Methode van Aakens: Seite 184.

Bach-Blüten

Der englische Arzt Dr. Edward Bach (1886–1936) hatte entdeckt, dass bestimmte seelische Zustände für körperliche Krankheiten verantwortlich sind. Er entdeckte auch, dass sich bestimmte Blüten von wild wachsenden Pflanzen (Bäumen und Blumen) spezifischen seelischen Zuständen zuordnen lassen, wie Angst, Habgier, Zorn, Unsicherheit oder Verzweiflung). Aus diesen Blüten, 38 an der Zahl, bereitete er nach speziellen Methoden Essenzen, die Bach-Blüten genannt werden. Damit behandelte er die Gemütszustände seiner Patienten.

Hilfreich bei folgenden Beschwerden: Angst, Depressionen, Melancholie, Hass, Aggression, Sorgen.

Einnahmeempfehlung: Geben Sie aus der Vorratsflasche (Stockbottle) täglich zwei Tropfen in ein Glas Wasser. Dieses Glas trinken Sie im Lauf des Tages leer (immer wieder einen Schluck nehmen). Bach-Blüten bekommen Sie in jeder Apotheke. Die Bach-Blüte Nr. 39 ist eine Mischung verschiedener Essenzen, die bei Notfällen helfen (Rescue Remedy = Notfalltropfen). Sie werden bei akuten Beschwerden direkt auf die Zunge gegeben, auch mehrmals.

Bioinformative Therapie nach Dr. Ludwig

Der inzwischen verstorbene Physiker Dr. Wolfgang Ludwig ist Experte für Magnetfeld- und Bioinformationstherapie (Glossar, Seite 182), der viele Jahre das Institut für Biophysik in Horb leitete. Er konnte beweisen, dass die im Erdmagnetfeld und in der Ionosphäre natürlich vorkommenden Bio-Frequenzen unser Befinden beeinflussen. Fehlen aufgrund von wetterabhängigen Veränderungen bestimmte Frequenzen in der Ionosphäre, fühlen sich manche Menschen unwohl. Ludwig entwickelte deshalb schon vor drei Jahrzehnten einen tragbaren Minisender, der natürliche Frequenzmuster und ein Magnetfeld überträgt.

Hilfreich bei folgenden Beschwerden: Fehlt der Magnetfeldeinfluss (in manchen Gegenden ist das Erdmagnetfeld nur schwach), kommt es eher zu chronischen Erkrankungen.

Durchführung: Wie jede Materie haben Organe eine Eigenschwingung, die therapeutisch genutzt wird. Ist ein Organ

erkrankt, verändert sich seine Schwingung. Mithilfe der bei der Bioinformativen Therapie übertragenen Schwingungen, ausgedrückt in Hertz (1 Hertz = 1 Schwingung pro Sekunde) kann die Funktion des erkrankten Organs heilend beeinflusst werden (so ist 1,2 Hz eine entzündungshemmende Frequenz). Auch die Information (Schwingung) verschiedener Substanzen wie Allergene, Medikamente, Blut, Urin, Farben kann auf den Körper übertragen werden, um Selbstheilungsprozesse anzuregen.
Inzwischen gibt es Untersuchungen, die zeigen, dass auch die Mineralstoffionen dem Magnetfeldeinfluss unterliegen und sich in Blutgefäßen nach negativ und positiv geladenen Ionen unterschiedlich anlagern.

Biomechanische Stimulation

Die Biomechanische Muskel-Stimulation (BMS) wurde 1978 in Russland von ehemaligen Kosmonauten entwickelt und zu Beginn der 1990er-Jahre auch bei uns veröffentlicht. In der damaligen Sowjetunion wurde diese Therapie zunächst im Leistungssport eingesetzt. Ohne Einsatz von Strom werden bei der Behandlung mechanisch erzeugte Schwingungen (Vibrationen), die natürlichen Schwingungen des Körpers entsprechen, auf den menschlichen Körper übertragen. Diese Art der Stimulation bewirkt eine Revitalisierung des gesamten Organismus.

Einsatzgebiete: Wirbelsäulenerkrankungen, Osteoporose, Durchblutungsstörungen, Ödeme, Migräne, Harninkontinenz, Lähmungen, Multiple Sklerose, Sklerodermie, Tinnitus und chronischer Schnupfen.

Durchführung: Nur unter Aufsicht von geschulten Therapeuten. Je nach Krankheit werden bestimmte Frequenzen (Schwingung pro Sekunde) mit festgelegten Amplituden (Höhe und Weite der Schwingung) angewendet. Sie können Verspannungen lösen, Schmerzen lindern oder die Durchblutung steigern.

Buteyko-Methode

Der russische Arzt Dr. Dr. med. Konstantin Buteyko arbeitete am Institut für Experimentelle Biologie und Medizin in Novosibirsk. Er entwickelte 1962 eine grundlegend neue Therapie für bronchiales Asthma, durch die es ohne Medikamente geheilt oder zumindest gelindert werden kann. Unter dem Namen »Buteyko-Methode« ist seine Atemtechnik in Russland weit verbreitet. Buteyko entdeckte als Hauptgrund für die Bronchialverspannung beim Asthma einen Mangel an Kohlendioxid (CO_2) in der Luft der Lungenbläschen. Dieser Mangel wiederum resultiert aus einer Hyperventilation (übersteigerte Atmung) und einer niedrigen Stoffwechselaktivität des Asthmatikers. Das Wissen über diesen Mechanismus war die Grundlage für die Entwicklung der Buteyko-Methode.

Einsatzgebiete: Asthma sowie alle anderen mit Hyperventilation verbundenen Krankheiten – dazu zählen Bronchitis, Husten, Allergien, Schnupfen oder Bluthochdruck.

Durchführung: Anfangs nur mit Trainer, später auch zu Hause möglich. Ziel der Übungen ist es, die Zeit zwischen Ausatmen und erneutem Einatmen zu verlängern, optimalerweise auf 50 bis 60 Sekunden. Zu den Übungen gehören konsequente Nasenatmung zu jeder Zeit, reduziertes Atmen im Notfall und richtiges Atmen im normalen Tagesablauf.

Cytolisa-Test

Beim Cytolisa-Test handelt es sich um eine spezielle immunologische Blutuntersuchung (immundiagnostisches Laborverfahren zur Bestimmung von IgG-Reaktionen), bei der Nahrungsmittelunverträglichkeiten festgestellt werden (keine -allergien). Unverträglichkeitsreaktionen können zu verschiedenen körperlichen und seelischen Beschwerden führen. Da die Unverträglichkeitsreaktionen meist erst 24 bis 48 Stunden nach dem Verzehr entsprechender Nahrungsmittel auftreten, ist es schwer, sie einem bestimmten Nahrungsmittel zuzuordnen. Deshalb ist dieser Test hilfreich, diese Nahrungsmittel zu identifizieren.

Einsatzgebiete: dauernde Übelkeit, Verdauungsprobleme, Hautausschläge, generell Allergien und Gewichtsprobleme (durch Verzehr von verträglichen Nahrungsmitteln nimmt man automatisch ab)

Therapeuten, die mit dem Cytolabor oder Pulsamed-Labor zusammenarbeiten, können Sie direkt bei den Labors erfragen (Adressen, Seite 186).

Darmeinlauf (Klysma, Klistier)

Ein Darmeinlauf reinigt den Mastdarm von alten Stuhlresten und wirkt reflektorisch auf die Funktion des gesamten Dickdarms. Deshalb ist ein Einlauf auch bei Verstopfung so hilfreich. Denn im Darm lagernde alte Stuhlreste belasten mit ihren Giftstoffen den ganzen Organismus.

Durchführung: Mittels einer Einlaufspritze (zum Beispiel 90-ml-Spritze, Apotheke) wird lauwarmes Wasser in den After eingebracht. Entleeren Sie nach einigen Minuten den Darm. Das Klistier kann mehrmals nacheinander angewandt werden.

Darmsanierung

Der Darm ist das größte Abwehrsystem des Menschen und mit Milliarden von Bakterien besiedelt, der Darmflora. Sie kann durch Medikamente wie Antibiotika oder durch einseitige Ernährung (etwa mehr Kohlenhydrate als Eiweiße und Fette) geschädigt und in ihrer Zusammensetzung gestört werden. Das bedeutet, dass sich die Keime vermehren, die für die Kohlenhydratverdauung wichtig sind, andere werden zurückgedrängt. Ändert sich die Ernährung, etwa hin zu Vollwertkost, treten Blähungen, Durchfall und Winde auf, da die spezifischen Keime (für Ballaststoffe) verringert sind. Eine einseitig ausgerichtete Darmflora ist außerdem anfälliger für Pilze. Dadurch treten ebenfalls Verdauungsstörungen, Immunschwäche und Allergien auf. Pilze müssen behandelt werden.

Durchführung: Bei der Darmsanierung werden vom Arzt oder Heilpraktiker lebende Coli-Bakterien und Laktobazillen verordnet, um die Darmflora aufzubauen und ihre Funktionen wieder zu normalisieren (Apotheke, einzunehmen nach Packungsanweisung zum Essen).

Dolomit-Kur

Dolomit-Pulver, auch als Urgesteinsmehl oder Dolpes-Dolomit bezeichnet, ist eine natürliche Mineralstoffverbindung, die Kalzium und Magnesium in genau dem Verhältnis enthält, wie es unser Körper am besten aufnehmen kann. Der als Pulver

erhältliche Dolomit (Bezugsquellen, Seite 187) wird aus einer
Tiefe von 400 Metern abgebaut und ist besonders rein.
Einsatzgebiete: Dolomit ist besonders für Muskulatur, Knochen,
Sehnen, Bänder, Knorpel und Herzmuskel wichtig und deshalb
für alle Arthrose-, Osteoporose- und Stresspatienten zu empfehlen. Inzwischen ist bekannt, dass ein hoher Cholesteringehalt
im Blut ebenfalls durch Dolomit-Pulver gesenkt wird.
Einnahme: Mit 3–4 g Dolomit in Orangensaft, Wasser, Suppen
und Salaten kann der Tagesbedarf schon gedeckt werden.

Eigenurintherapie, spagyrische Blutkristallisation, spagyrische Eigenblut- und Eigenurintherapie

Eigenblut- und Eigenurintherapie zählen zu den Umstim-
mungstherapien. Das bedeutet, dass natürliche Therapien zu
einer Umstimmung der vegetativen Reaktionslage und zur
Anregung der Abwehr führen sollen. Bei der Eigenurintherapie
wird der Urin getrunken, eingerieben oder injiziert.
Einsatzgebiete: Stimulierung der Abwehr und Anregung der
vegetativen Reaktionslage; besondere Erfolge gab es bei Krankheiten mit einem geschwächten Immunsystem, z. B. bei Heuschnupfen, allergischem Asthma, rheumatischen Erkrankungen
oder Hautausschlägen.
Durchführung: Trinken Sie etwa ein drittel bis ein halbes Glas
Ihres Morgenurins (Mittelstrahl). Die Therapie sollte mindestens
3–4 Wochen durchgeführt werden. Einreibungen mit Morgen-
urin helfen bei Ekzemen, Falten oder Gelenkbeschwerden.
Die spagyrische Therapie basiert einerseits auf einer modifizier-
ten Eigenurin- und Eigenbluttherapie; andererseits beinhaltet
sie die Möglichkeit, aus Blut ein Kristallbild zu erstellen, das
Aussagen über Belastungen und Schwachpunkte von Organen
und Geweben im Körper zulässt. Jeder Arzt oder Heilpraktiker
kann die Herstellung von Medikamenten und einem Kristallisat
beim Labor veranlassen. Bei der spagyrischen Blutkristallisation
(HSI-Spagirik), in den 1970er-Jahren entwickelt, werden Blut
und Urin des Patienten aufwändig durch Destillation, Ver-
aschung und Filtration zu individuellen Heilmitteln verarbeitet.
Ziel der Behandlung ist es, die durch die Analyse erkannten

Zusammenhänge zwischen kranken Organen und toxischen Belastungen zu beseitigen und Selbstheilungsvorgänge anzuregen.
Durchführung: Es gibt Tropfen und Globuli. Nehmen Sie von den Tropfen oder von den Globuli pro Tag 5 x 5 Stück ein.

Frischpflanzensäfte, Birkensaft

In den 1930er-Jahren entwickelte der Apotheker Walther Schoenenberger, Magstadt, ein schonendes Verfahren, um aus frischen Arznei-, Obst- und Gemüsepflanzen naturreine und haltbare Frischpflanzensäfte (ohne Konservierungsstoffe) herzustellen. Sie sind in Apotheken, Drogerien und Reformhäusern erhältlich und unterstützen jede biochemische Behandlung. Mittlerweile bieten mehrere Hersteller solche Säfte an.
Beim Birkensaft handelt es sich um den Saft aus dem Birkenstamm, der im Frühjahr abgezapft wird. Er hat ganz besondere Heilkräfte. Sie können den Saft fertig kaufen. Walther Schoenenberger entwickelte ebenfalls einen Birkensaft.

Gesichtsdampfbad

Ein Gesichtsdampfbad wirkt heilend bei Haut- und Schleimhaut- sowie Nebenhöhlenerkrankungen im Kopfbereich. Für das Dampfbad benötigen Sie entweder ein elektrisches Gerät zum Dampferzeugen oder eine große Schüssel, kochendes Wasser und ein großes Handtuch, außerdem für beide Varianten einen alkoholischen Kamillenextrakt (Apotheke).
Durchführung: Geben Sie 2–3 l heißes Wasser mit der Kamillenlösung in die Schüssel, halten Sie den Kopf darüber und bedecken Sie mit dem Handtuch Kopf und Schüssel. Wenden Sie das Dampfbad etwa 15 Minuten, möglichst zweimal in der Woche, an. Mit der elektronischen Gesichtssauna (Elektrohandlungen) benötigen Sie nur eine geringe Menge Wasser und entsprechend auch weniger Kamillenextrakt.

Hochfrequenztherapie nach Nikola Tesla

Der als Universalgenie bezeichnete Physiker und Erfinder Nikola Tesla entdeckte zu Beginn des 20. Jahrhunderts die Hochfrequenztherapie (TEFRA, aus »Tesla« und »Franz«, dem deutschen Ingenieur, der das System zusammen mit Tesla auf den deutschen Medizinmarkt brachte). Über Glaselektroden werden elektromagnetische Wellen (Hochfrequenz-Ströme) auf den Körper aufgebracht, dort erzeugen sie Wärme, dadurch eine stärkere Durchblutung und eine bessere Sauerstoffversorgung der Gewebe.

Einsatzgebiete: Rheuma, Durchblutungsstörungen, Schmerzen und Hauterkrankungen; sie wirkt entzündungshemmend, schmerzstillend, wundheilend und regt Organfunktionen an.

Die Hochfrequenztherapie lässt sich mit vielen anderen Verfahren wie Schröpfen, Aromatherapie, Akupunktur u. a. kombinieren und ist nach einem Seminar leicht zu Hause anzuwenden (Literatur, Seite 184).

Kolloidales Silber

Kolloidales Silber ist eine natürliche Alternative zu Antibiotika und kann in Apotheken und Reformhäusern fertig bezogen oder mittels eines kleinen Generators selbst hergestellt werden (Bezugsquellen, Seite 187). Kolloidales Silber ist in Spuren in destilliertem Wasser verteiltes Silber. Bereits die alten Ägypter machten ihr Trinkwasser in Silbertöpfen haltbar. Silberbeschichtete Pflaster gibt es heute wieder in Apotheken – sie fördern die Wundheilung und hemmen die Vermehrung von Bakterien.

Einsatzgebiete: bakterielle und virale Erkrankungen (innerlich und äußerlich anwenden) wegen keimtötender oder keimreduzierender Wirkung (Nachweis durch Studien)

Einnahme: Nur in der auf der Packung vermerkten Dosierung

Laser-Therapie nach Dr. Lutz Wilden

Die Entwicklung der hochdosierten Low Level Lasertherapie (LLL) geht auf den Tinnitus- und Innenohr-Spezialisten Dr. med. Lutz Wilden, Bad Füssing, zurück. Diese spezielle Lasertherapie basiert auf Erkenntnissen der Mitochondrien-Forschung (Mitochondrien = Energiezentren, »Kraftwerke der Zelle«). In den Mitochondrien wird über chemische Abläufe Energie erzeugt, die für alle Lebensprozesse genutzt wird. Damit die Mitochondrien ihrer Aufgabe nachkommen können, benötigen sie Lichtenergie. Das Licht nehmen sie über Antennenpigmente auf. Die Wirkung der hier vorgestellten Laser-Therapie beruht darauf, dass den Mitochondrien verdichtetes Licht zugeführt wird. So können sie mehr Energie produzieren. Ist der Energiebedarf der Zelle gedeckt, kann die erkrankte Zelle ihre Aufgaben wieder bewerkstelligen. Inzwischen hat Dr. Lutz Wilden Heimgeräte entwickelt. Die Anwendung ist einfach, jedoch empfehlen sich vorher ein Hörtest und eine ambulante Behandlung (Adressen, Seite 186).

Madentherapie

Die Madentherapie, auch als Biochirurgie bezeichnet, verwendet Maden der Goldfliegenart *Lucilla sericata*, um chronische Wunden von abgestorbenem Gewebe und Bakterien zu reinigen. Die Goldfliegenmaden ernähren sich ausschließlich von abgestorbenem Gewebe – dies rechtfertigt den Einsatz in der Medizin. Bakterien werden durch die Lucilla-Maden über spezielle antibakterielle Stoffe beseitigt.

Durchführung: Die Maden werden gezielt auf das geschädigte Gewebe der Haut gesetzt, das sie fressen sollen.

Magnesiumchlorid-Kur

Im Jahre 1985 veröffentlichte Pater Josef Schorr, Physik-, Chemie- und Biologielehrer in Brasilien, einen Artikel über Magnesiumchlorid und beschrieb eine Vielzahl von Erkrankungen, die damit geheilt wurden, etwa Arteriosklerose, Altersbeschwerden, Arthritis, Arthrose, chronisch nicht abheilende Entzündungen, Gicht, Herzbeschwerden, Nervenerkrankungen, Prostataerkrankungen, Schlafstörungen, Verstopfung, Wirbelsäulenbeschwerden wie Spondylarthrose (Arthrose der Wirbelkörper) und sogar Krebserkrankungen.

Einnahme (nach Pater Schorr): 100 g Magnesiumchlorid (Apotheke) in 3 l Wasser auflösen (33 g pro l) und dann in einer Glasflasche kühl aufbewahren. Ein Schnapsgläschen dieser verdünnten Lösung entspricht einer Dosis. Je nach Alter und Schweregrad der Krankheit 1–3 Dosen pro Tag trinken – die erste am besten gleich nach dem Aufstehen oder nach dem Frühstück (nüchtern genommen ist Magnesiumchlorid ein leichtes Abführmittel).

Ölziehen, Ölspülen

Das Ölspülen (auch Ölziehen, Ölsaugen genannt) stammt aus Russland. Es wurde in den 1980er-Jahren von der Russischen Akademie der Wissenschaften auf seine Wirksamkeit überprüft. Dabei wurde festgestellt, dass es die Mundhöhle von Schadstoffen und Krankheitserregern befreit.

Einsatzgebiete: Erkrankungen im Mundraum, Zahnfleischbeschwerden, Ohren- und Nebenhöhlenentzündungen

Durchführung: Sie sollten für einen möglichst optimalen Erfolg die Anwendung kurmäßig für einige Wochen täglich morgens durchführen. Dazu nehmen Sie 1 EL kalt gepresstes Sonnenblumenöl und ziehen es 10–15 Minuten durch die Zähne und »kauen« damit. Dann spucken Sie es aus, spülen den Mund warm aus und putzen anschließend die Zähne. Tipp: Spucken Sie die Lösung nicht ins Waschbecken, sondern in einen Eierbecher und entsorgen Sie die Flüssigkeit über den Müll.

Schröpfen

Das Schröpfen (auch als Schröpftherapie, Schröpfkopfbehandlung, unblutiges Schröpfen, Schröpfkopfmassage) bezeichnet, ist ein altes Naturheilverfahren, das der mittelalterlichen Säftelehre entstammt. Es gründet auf der Theorie, dass bei Krankheiten die Körpersäfte (Blut, Schleim, Galle, Urin) nicht im richtigen Verhältnis zueinander stehen.

Beim Schröpfen setzt der Therapeut Schröpfköpfe (Schröpfglocken) aus Glas oder Kunststoff auf der Haut auf, mithilfe eines Gummisaugballs oder einer elektrischen Saugpumpe wird die darin befindliche Luft abgesaugt. Durch den Unterdruck saugt sich die Haut in den Schröpfkopf, wodurch der Säftefluss wieder in Gang gebracht wird: Die darunter liegenden Muskeln und Organe werden stärker durchblutet, Schlackenstoffe werden abtransportiert, Giftstoffe ausgeschieden. Beim blutigen Schröpfen tritt Blut aus – dies entlastet sofort bei Gelenk- und Muskelschmerzen.

Glossar

Allergische Reaktion Das Immunsystem bildet gegen bestimmte Stoffe, bei der Nahrungsmittelallergie gegen Bestandteile der Nahrung, fälschlicherweise Antikörper, weil es diese an sich harmlosen Stoffe als gefährlich interpretiert. Beim weiteren Kontakt mit den auslösenden Stoffen, den Allergenen, tritt immer wieder die allergische Reaktion auf.

Anaerober Stoffwechsel Stoffwechsel, der ohne Sauerstoff möglich ist.

Antihistaminika Substanzen, die die Wirkung von Histamin (siehe dort) hemmen, indem sie spezifische Geweberezeptoren blockieren; werden bei allergischen Reaktionen eingesetzt.

Arteriosklerose Durch Ablagerungen in den Gefäßwänden krankhafte Veränderung der Arterien.

Arthritis urica Anderer Name für Gicht (Gelenkentzündung); Störung des Harnsäurestoffwechsels.

Autoimmunreaktionen/-krankheiten Das Immunsystem des Körpers richtet sich gegen sich selbst, d. h., es bekämpft körpereigene Strukturen.

Bioinformationstherapie Therapieform, die mit körpereigenen Informationen (Schwingungen/Signalen) heilt.

Blutschwämmchen Krankhafte Erweiterung der Blutgefäße, die ein rotes Hautmal bildet. Meist schon bei der Geburt vorhanden, eine spontane Rückbildung ist möglich.

Darmassoziiertes Immunsystem Gesamtheit der Lymphknoten im Bauchbereich (Peyersche Plaques).

Degeneration Entartung oder Rückbildung von Zellen, Organen oder Geweben, z. B. von Knorpelgewebe bei Arthrose; dadurch ist die Funktionsfähigkeit eingeschränkt.

Exokrin Ein Organ gibt eine produzierte Substanz nach außen ab.

Exsudate Flüssigkeit, die im Rahmen einer Entzündung aus Gefäßen austritt.

Fistel Röhrenförmiger Gang, der von einem Hohlorgan ausgeht und an der Körperoberfläche austritt; auch schlecht heilende röhrenförmige Wunde.

Furunkel In die Tiefe reichende Entzündung der Haarwurzel in der Haut mit Eiterung.

Geopathologie Teilbereich der Medizin, der krank machende Prozesse untersucht, die von Erdeinflüssen, z. B. Wasseradern oder Erdstrahlen, und von Elektrosmog ausgehen.

Histamin Ein körpereigenes Gewebehormon, das zum Beispiel auch in Fisch, Käse und Rotwein vorkommt.

Karbunkel Schwerste Verlaufsform eines Furunkels (siehe dort).

Kreuzallergie Wird auch Gruppenallergie genannt. Bei von Heuschnupfen geplagten Menschen stuft deren Immunsystem Pollen als Allergene ein. Sind Pflanzen miteinander verwandt, ähneln sich ihre Pollen; das Immunsystem des Allergikers reagiert dann auch auf diese Pollen allergisch. So können bei einer Allergie auf Birken-, Erlen- und Haselpollen auch Reaktionen auf Nüsse, Stein- und Kernobst, Kiwi, Sellerie, Karotten und rohe Kartoffeln auftreten.

Kupferfinnen Werden auch Rosacea, Akne rosacea oder Rotfinnen genannt; eitrig-entzündliche Hauterkrankung des Gesichts mit Pusteln.

Lupus erythematodes Chronisch-entzündliche Autoimmunkrankheit (siehe dort), die schubweise verläuft; betroffen sind Haut, Gelenke, innere Organe und Blutgefäße.

Mastzellen Zellen des Bindegewebes, die Entzündungen auslösendes Histamin (siehe dort) enthalten und durch dessen Freisetzung allergische Reaktionen als Selbsthilfe des Körpers verursachen.

Morbus Raynaud Krankheitsbegriff, der alle funktionellen Durchblutungsstörungen an den Händen und Füßen umfasst; dabei verengen sich die Blutgefäße krampfhaft.

Narbenfibrose Krankhafte Bindegewebsvermehrung an Narben.

Narbenkeloid Krankhafte Verhärtung von Gewebe im Bereich von Narben durch Bindegewebsvermehrung.

Orthomolekulartherapie Nährstofftherapie mit Vitaminen, Mineralstoffen und Aminosäuren.

Parasympathikus Teil des vegetativen, das heißt nicht dem Willen unterworfenen Nervensystems.

Pathogener Reiz Krankhafter Reiz, der den Organismus schädigt

oder belastet, etwa eine Verletzung.

Phospholipide Gruppe von Lipiden (in Wasser unlösliche, in organischen Lösungsmitteln gut lösliche Naturstoffe) mit Phosphatgruppe; sie sind unter anderem wichtige Bausteine biologischer Membranen, wie der Zellwand.

Purine Dies sind farblose, wasserlösliche, kristallartige organische Verbindungen, aus denen die Eiweißsäuren (Aminosäuren) bestehen; im Körper werden sie zu Harnsäure abgebaut und über die Nieren ausgeschieden.

Rezeptor Empfangseinrichtung einer Zelle oder eines Organs; Rezeptoren sind für ganz spezifische Reize empfindlich.

Seborrhö Gesteigerte Talgproduktion, bevorzugt an den Achseln, im Lenden-, Kopfhaut- und Ohrenbereich.

Symbiose Dauerhaftes Zusammenleben verschiedenartiger, einander speziell angepasster Lebewesen zum gegenseitigen Nutzen.

Skoliose Seitliche Verbiegung der Wirbelsäule.

Systemische Therapie Therapie, die über das Blut Einfluss auf das ganze Organsystem nimmt.

Therapieresistenz Eine Krankheit spricht nicht auf eine Behandlung an.

Zystisch-fibrotische Veränderungen Zysten sind Gewebehohlräume, die sich mit Flüssigkeit gefüllt haben; die Fibrose ist eine krankhafte Bindegewebsvermehrung in Organen.

Bücher, die weiterhelfen

Bücher von Günther H. Heepen, GRÄFE UND UNZER VERLAG, München:

Schüßler-Salze typgerecht.
   GU Ratgeber Gesundheit
Schüßler-Salze. GU Kompass
Schüßler-Salze.
   Der große GU Kompass
Schüßler-Salze.
   GU Ratgeber Gesundheit
Schüßler-Salben. GU Kompass
Schüßler-Kuren.
   GU Ratgeber Gesundheit
Quickfinder Schüßler-Salze.
Schüßler-Salze für Kinder.
   GU Ratgeber Kinder
Schüßler-Salze für Kinder.
   GU Kompass
Schüßler-Salze.
   Der große GU Ratgeber

Aaken, E. van: Programmiert für 100 Lebensjahre. Wege zur Gesundheit und Leistungsfähigkeit. Meyer & Meyer Fachverlag, Aachen

Armstrong, J. W.: Urin, Wasser des Lebens. Verlag Allmann, Mittelbiberach

Blome, Dr. G.: Das neue Bach-Blüten-Buch. VAK-Verlag, Kirchzarten

Budwig, J.: Öl-Eiweiß-Kost. Sensei-Verlag, Kernen

Grunewald, A.: Die Öl-Eiweiß-Kost nach Dr. Johanna Budwig: Omega-3 – die stärkste Waffe gegen Krebs und andere Zivilisationskrankheiten. Verlag Knaur, München

Goodrich, J.: Natürlich besser sehen. VAK Verlag, Kirchzarten

Heepen, G. H.: Hochfrequenztherapie, Band 1 und 2. Bezug nur über: TEFRA-Hochfrequenz-Apparate, Rudolf Messerschmidt GmbH, Wolzogenstraße 2, 14163 Berlin

Grimm, H.-U.: Leinöl macht glücklich. Verlag Dr. Watson Books, Stuttgart

Kannengießer, W., Paatzsch, C.: Schröpfen für neue Lebenskraft. Einfache Anleitungen für die Selbstbehandlung zu Hause. Bezug nur über: Fröhle GmbH, Medizinisch-technische Formteile, Schömberger Straße 82/1, 72336 Balingen

Ludwig, Dr. W.: Informative Medizin. Muss man krank sein? Krankheits-Ursachen/Behandlung ohne Chemie. VGM Verlag für Ganzheitsmedizin. Erhältlich nur über: AMS Advanced Medical Systems GmbH, Tannenweg 9, 97941 Tauberbischofsheim, www.ams-ag.de

Novozhilov, Dr. med. A.: Leben ohne Asthma – Die Buteyko Methode. Mobiwell Verlag, Potsdam

Pies, J.: Immun mit kolloidalem Silber. VAK Verlag Kirchzarten

Schüßler, W. H.: Eine abgekürzte Therapie. – Nachdruck der 25. Auflage. WzG Verlag, Dormagen

Schwartz, D.: Gefühle verstehen und positiv verändern. Cip-Medien-Verlag, München

Spielmann-Kammer, M.: Die Reflexzonen des Körpers. Eine Anleitung zur Selbsthilfe. Spielmann Verlag, Olten, www.reflexzone.ch

Storl, W.-D.: Borreliose natürlich heilen: Ethnomedizinisches

Wissen, ganzheitliche Behandlung und praktische Anwendungen. AT Verlag, München

Wilden, Dr. L.: Retten Sie Ihre Ohren. Verlag Dr. L. Wilden, Bad Füssing

Wolzt, M., Ring, J., Feffer-Holik, S.: Gesund essen & trotzdem krank: Gluten-, Lactose-, Fructose-, Histamin-Intoleranz. Verlagshaus der Ärzte, Wien

Zeitschriften

Weg zur Gesundheit, Zeitschrift für Biochemie. Herausgeber (Probehefte dort anfordern): WzG Verlag GmbH, In der Kuhtrift 18, 41541 Dormagen, www.biochemie-net.de

Adressen, die weiterhelfen
(eine Auswahl)

Homepage des Autors für Informationen über seine Vorträge, Seminare, Diagnose- und Therapieangebote: www.guenther-heepen.com

Ausdauertraining nach Dr. van Aaken: www.dr-van-aaken.com – viele seiner Bücher gibt es noch im Antiquariat oder über das Internet

Atlas-Therapie (Therapeutenanfragen): Atlasprofilax®-Sektion Deutschland: Heike Göring, Schweizer Platz 56, D-60594 Frankfurt/M., www.atlasprofilax.de

Biochemischer Bund Deutschland e.V., In der Kuhtrift 18, D-41541 Dormagen (Seminare, Therapeutenverzeichnis, Vereinsadressen), www.biochemie-net.de

Biochemischer Verein Graz, Carnerigasse 28, A-8010 Graz, www.biochemie-net.de

Schüssler-Verein Schweiz, Sekretariat: Langmattstr. 28, CH-5064 Wittnau AG, www.biochemie-net.de

Biomechanische Stimulation (BMS): Nazarov-Stimulation, Gesellschaft für Naturheilverfahren mbH, Poststr. 3, D-07356 Moorbad Lobenstein, www.nazarov-stimulation.de

Nazarov Schulungscenter für Nazarov Stimulation (BMS) Bichwilerstr. 2, CH-9242 Oberuzwil, www.nazarov-institut.ch

Budwig-Kost: Dr. Johanna Budwig GmbH & Co. KG, Hauptstraße 1, D-26122 Oldenburg, www.dr-johanna-budwig.de

Buteyko-Methode: Atemweite – Die Buteyko-Atemschule, Dr. Silvia Smolka, Waldstr. 11, D-38162 Cremlingen, www.atemweite.de

Atempraxis Elisabeth Bänninger, Bürglistr. 4, CH-8002 Zürich, www.buteyko.ch

Viktor Anton, MBBA, Buteyko-Practitioner, Billrothstr. 2a/44, A-1190 Wien, www.buteyko.at

Generelle Informationen (Erfahrungsberichte, Leseproben): www.mobiwell.com

Geopathogene Belastung, Elektrosmog – Informationen und Adressen von Rutengängern: IAG – Internationaler Arbeitskreis für Geobiologie, c/o Genitex, Heerstr. 149, D-60488 Frankfurt/M., www.intergeobiologie.de

Globusgefühl – Sensomotorische Körpertherapie nach Dr. Pohl: Körpertherapiezentrum Dr. Helga Pohl, Tassiloweg 2, D-82319 Starnberg-Percha, www.koerpertherapie-zentrum.de

Labor für Nahrungsmittelunverträglichkeits-Untersuchungen: Cyto Labor- und Vertriebs GmbH, Ortsstr. 22, D-35423 Lich/Ober-Bessingen (Informationen und Therapeutenanfragen zum Cytotest), www.cytolabor.de

Pulsamed-Labor, Evomed MedizinService GmbH, Heidelberger Landstr. 190, D-64297 Darmstadt, www.select181.de

Madentherapie-Informationen: BioMonde Laboratories GmbH, Kiebitzhörn 33–35, D-22885 Barsbüttel, www.wundkompendium.de. Die Madentherapie wird von verschiedenen Ärzten, Heilpraktikern und in Krankenhäusern angewandt.

Kryptopyrrolurie-Labor: Sension GmbH, Am Mittleren Moos 48, D-86167 Augsburg, www.sension.eu

Labor für Stuhluntersuchungen: Labor Dres. Hauss, Kieler Str. 71, D-24340 Eckernförde, www.hauss.de

Laser-Therapie nach Dr. Wilden: Kurallee 16, D-94072 Bad Füssing, www.dr-wilden.de

Amon Kaiser, Heilpraktiker, Leopoldstr. 4, D-76530 Baden-Baden, www.naturheilpraxis-lasertherapie.de

Rational-emotive Verhaltenstherapie nach Ellis: Deutsches Institut für Rational-Emotive & Kognitive Verhaltenstherapie (DIREKT e.V.), Veitshöchheimer Str.16, Alter Hafen, D-97080 Würzburg, www.ret-revt.de

Restless-Legs-Syndrom: Eine kostenlose Broschüre (»Restless Legs Syndrom – rasche Hilfe bei unruhigen Beinen«, Prof. Dr. Sieb) kann bei der Deutschen Gesundheitshilfe e.V. im Internet angefordert werden: www.gesundheitshilfe.de

Selbsthilfegruppe Tinnitus: VSI e.V., An der Fischbank 6, D-53639 Königswinter, E-Mail: info@tinnitus-lasertherapie.de

Sklerodermie Selbsthilfe e.V., Am Wollhaus 2, D-74072 Heilbronn, www.sklerodermie-selbsthilfe.de

Spagyrische Eigenblut- und Eigenurin-Tropfen, Blutkristall-Analyse: HSI-Spagyrik-Institut (Therapeutenanfragen zur

spagyrischen Eigenurin- und
Eigenbluttherapie):
Spatzenstieg 1a,
D-38118 Braunschweig,
www.spagyrik.com

Vitiligo-Informationen im Internet:
www.vitiligo-expert.com,
www.dermallegra.de,
www.medilux.de
Dr. Thomas Matschurat in
Gräfelfing
(www.vitiligo-vitiligo.de)
www.focus.de/gesundheit/
ratgeber/haut/vitiligo

Bezugsadressen
(eine Auswahl)

Bioinformative Therapie nach
Dr. Ludwig: AMS Advanced
Medical Systems GmbH,
Tannenweg 9,
D-97941 Tauberbischofsheim,
www.ams-ag.de

Dolomit-Pulver: Natur & Technik
Lauer, Koppenkreutweg 17,
D-73527 Tierhaupten,
www.natur-und-technik-
lauer.de
oder: Nachbaur's basische
Lebensmittel, Alte Salzstr. 27,
D-88171 Weiler-Simmerberg,
www.allgaeuer-
naturprodukte.de

Hochfrequenztherapie nach Tesla
(Literatur, Geräte, Seminare,
Therapeutenanfragen):
TEFRA-Hochfrequenz-Apparate,
Rudolf Messerschmidt GmbH,
Wolzogenstraße 2,
D-14163 Berlin,
www.tefra-berlin.com

Kolloidales Silber (Silbergenerator
zur Herstellung von Kolloidalem
Silber): Ionic Pulser Standard,
VAK Verlags GmbH,
Eschbachstr. 5,
79199 D-Kirchzarten,
www.silber-wasser.info
oder: enveda, aphinity GmbH,
Bachstraße 113 b,
D-22083 Hamburg,
www.enveda.de

Schiele-Fußbadewanne:
Fritz Schiele, Arzneibäder-
Fabrik GmbH, Industriestr. 8b,
D-25462 Rellingen,
www.schiele-baeder.de

Schröpf-Sets für die Brust/
Schröpfzylinder bei Prostata-
leiden: Fröhle GmbH, Medizinisch-technische Formteile,
Schömberger Str. 82/1,
D-72336 Balingen,
www.schroepftechnik-
kannengiesser.de
www.froehle.de
außerdem: in Apotheken und
Gesundheitshäusern

Schüßler-Salze: Deutsche Homöo-
pathie-Union, Postfach 410280,
D-76202 Karlsruhe,
www.schuessler.dhu.de
Von der DHU erhalten Sie auch
die Salze Nr. 1 bis Nr. 12 auf
Kartoffelstärke-Basis mit dem
Zusatz »karto« im Namen.

Schwermetalltest und -ausleitung:
SMTN combi (Schwermetalltest-
system) und Tiovit CEQ Tropfen
(Ausleitungstropfen), Hersteller:
Mediprom GmbH, Lilienstr. 1,
D-65207 Wiesbaden,
www.mediprom.de

Register

Kursiv gesetzte Seitenzahlen verweisen auf die Hauptseite dieses Stichworts.

Impressum

© 2009 GRÄFE UND UNZER VERLAG GmbH, München

Programmleitung: Ulrich Ehrlenspiel
Redaktion: Barbara Fellenberg
Lektorat: Angelika Lang
Fotos: Cover u. U4 li.: Marcel Weber, München; U4 re.: Gettyimages
Gestaltung und Layout: independent Medien-Design
Herstellung: Markus Plötz
Satz: Filmsatz Schröter, München
Druck und Bindung: Druckerei Auer, Donauwörth

ISBN 978-3-8338-1406-8

1. Auflage 2009

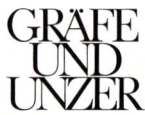

Ein Unternehmen der
GANSKE VERLAGSGRUPPE

Die **GU Homepage** finden Sie im Internet unter
www.gu-online.de